Cirurgia BARIÁTRICA

Não era uma questão de peso apenas...

Editora Appris Ltda.
1.ª Edição - Copyright© 2025 da autora
Direitos de Edição Reservados à Editora Appris Ltda.

Nenhuma parte desta obra poderá ser utilizada indevidamente, sem estar de acordo com a Lei n° 9.610/98. Se incorreções forem encontradas, serão de exclusiva responsabilidade de seus organizadores. Foi realizado o Depósito Legal na Fundação Biblioteca Nacional, de acordo com as Leis nos 10.994, de 14/12/2004, e 12.192, de 14/01/2010.

Catalogação na Fonte
Elaborado por: Josefina A. S. Guedes
Bibliotecária CRB 9/870

C912c
2025
	Crecci, Vanessa
	   Cirurgia bariátrica: não era uma questão de peso apenas... / Vanessa Crecci. – 1. ed. – Curitiba: Appris: Artêra, 2025.
	   207 p. ; 23 cm.
	
	   ISBN 978-65-250-5922-8
	
	   1. Crônicas brasileiras. 2. Cirurgia bariátrica. 3. Saúde mental. 4. Transtorno-obsessivo compulsivo – Alimentos. I. Título.
	
	                                                             CDD – B869.3

Appris editorial

Editora e Livraria Appris Ltda.
Av. Manoel Ribas, 2265 – Mercês
Curitiba/PR – CEP: 80810-002
Tel. (41) 3156 - 4731
www.editoraappris.com.br

Printed in Brazil
Impresso no Brasil

Vanessa Crecci

Cirurgia
BARIÁTRICA

Não era uma questão de peso apenas...

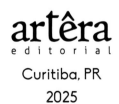

artêra
editorial

Curitiba, PR
2025

FICHA TÉCNICA

EDITORIAL	Augusto V. de A. Coelho
	Sara C. de Andrade Coelho
COMITÊ EDITORIAL	Marli Caetano
	Andréa Barbosa Gouveia (UFPR)
	Edmeire C. Pereira (UFPR)
	Iraneide da Silva (UFC)
	Jacques de Lima Ferreira (UP)
SUPERVISORA EDITORIAL	Renata C. Lopes
PRODUÇÃO EDITORIAL	Sabrina Costa
REVISÃO	Cristiana Leal
DIAGRAMAÇÃO	Amélia Lopes
CAPA	Eneo Lage
REVISÃO DE PROVA	Jibril Keddeh

Respeito muito minhas lágrimas
Mas ainda mais minha risada
Escrevo, assim, minhas palavras
Na voz de uma mulher sagrada
Vaca profana, põe teus cornos
Pra fora e acima da manada

(Gal canta Caetano)

PREFÁCIO

A autora deste livro e este prefaciador aproximaram-se há cerca de quatro anos para conversar sobre pesquisas institucionais. O tempo não foi metricamente longo. Mas a experiência da humanidade — e destes dois personagens — criou um súbito corte no modo de pensar as muitas coisas das vidas. As coisas pessoais e as da grande coletividade. Os precursores do presente escrito são, assim, pré-pandêmicos. E a chegada ao público é posterior a essa avalanche de saúde-adoecimento e seus desdobramentos psicológicos e socioculturais. Não é exagero considerarmos que "tudo" na existência humana ganhou novos sentidos no âmbito de nossas consciências, na vida familiar e nos costumes urbanos. Construíram-se novos significados (simbólicos!) nas relações interpessoais. Chamamos de uma "Nova Ordem Social e Ética".

Esse é o panorama em que emerge a materialização da obra de Vanessa Crecci. Foi em 2019 que recebi um *e-mail* da autora cogitando uma investigação universitária na interface saúde mental e cirurgia bariátrica. Repassei a ela uma série de trabalhos publicados na literatura pertinente. Na posição de professor, por ter papel de educador no sentido profundo da palavra, suponho que criei um con-ducto para canalizar para fora as coisas boas que estão na alma das pessoas. Será que lhe provocaram *insights*, tais como ficar alerta sobre os (des)equilíbrios entre a saúde e uma não saúde? Se sim, o que nos vem à tona, partindo de obscuros meandros do nosso espírito, vem encarado com mais leveza. Escrever crônicas é um modo sadio de marcar o tempo com assuntos narrados de forma a entrelaçar as mãos de quem escreve e os ouvidos dos que recebem as narrativas. Este livro pode bem ser o auge de um processo vivencial, metabolizado pela pandemia e pelas leituras precedentes.

Aceitei o convite para fazer o prefácio. A etimologia de prefácio vem do latim: *prae* (antes) e *fatio* (ditos). Então eu "digo" precedendo a história da Vanessa. Sirvo para contextualizar a quem lerá o texto que virá nas páginas seguintes. Creio mesmo que os estudos por mim enviados foram importantes — e talvez necessários — naquele momento. Então vamos à contextualização.

Veio-me à mente dizer sobre *disease* e *illness* — ambas são palavras inglesas traduzidas como "doença" ao português. Sou médico há décadas. E pesquiso — e ensino — Psicologia Médica na universidade. Psicologia Médica é uma disciplina curricular que investiga — e ensina — sobre vivências significativas que ocorrem entre pessoas envolvidas nos enquadres dos atendimentos clínicos, buscando interpretar as relações emocionais organizadas entre os profissionais, que fazem diagnósticos e dão tratamentos e orientações, e as pessoas que adoecem ou buscam evitar adoecimentos. Familiares e a sociedade também são alvos das especulações desse ramo da Psicologia. Essas expressões em inglês são caras a mim. E eu explico o porquê. Duas concepções de doença que contam com métodos científicos próprios e decorrentes. Para então explorá-las.

Disease é antônimo de *health*, simbolicamente o oposto à liberdade e à autonomia nas funções pessoais. Refere-se à dimensão biológica na abordagem científica, acadêmica. É o entendimento tido como processo patológico em si, considerando os desvios da norma biomédica e manifesta na esfera da clínica, ou seja, vistos no exame do doente. *Disease* é a doença tal como estudada pelo médico, dentista, enfermeiro, fonoaudiólogo e todos que clinicam. É estudada com métodos ditos quantitativos, pois usam a matemática (observações e medições) para evidenciar relações causa-efeito em seus estudos experimentais e populacionais. *Diseases* são as doenças descritas nos livros e classificadas por associações científicas.

Illness é o oposto de *wellness*, isto é, o contrário do sentimento de bem-estar: percepção em si mesmo da condição de transtorno. É um sentimento individual; e a experiência de uma "saúde ruim", tal como percebida e relatada pela pessoa que "está passando mal". A *illness* é compreendida pela Psicologia (Ciências Humanas), explorada pelos métodos ditos qualitativos, pois buscam significados psicológicos atribuídos por pacientes a suas percepções de uma não saúde em sua subjetividade. Os sintomas da "doença médica" são percebidos e relatados por quem os sente, num discurso permeado de significados simbólicos, configurando assim uma "doença subjetiva". Ambas não se opõem, são modos diferentes de ver e entender os fenômenos. O médico que entrevista seu paciente traduz a *illness*, que ouve, em *disease*, que explica. Para ser devidamente categorizada e cientificamente tratada. *Disease*, quando sob estudo, traz o prazer das revelações do intrigante mundo das Ciências Naturais. *Illness*, quando sob exame, porta o prazer do desvelamento do curioso universo das Ciências Humanas.

Neste livro, Vanessa utiliza a palavra "médico" mais de uma centena e meia de vezes. Emprega a palavra "cirurgia" mais de oitenta vezes, "remédio" quase trinta vezes. Mas não é um livro sisudo que discorre sobre *diseases*. É obra de conteúdo com relatos sérios, entretanto com a leveza de uma história humanamente elaborada. É um livro de ricas *illnesses*.

Universidade Estadual de Campinas, 17 de outubro de 2023

Egberto Ribeiro Turato

Professor titular em Prática de Ciências, metodologista e psiquiatra.

SUMÁRIO

PRÓLOGO 15

PARA TODO MAL, A CURA... 17

A HISTÓRIA DO PROCESSO DE "CURA" DE LAURINHA 26

CRÔNICA 1
A DECISÃO PELA CIRURGIA E A ESCOLHA DO CIRURGIÃO 28

CRÔNICA 2
A "EMPODERADA" DO CONGRESSO VAI ÀS COMPRAS 34

CRÔNICA 3
QUATROCENTAS CONSULTAS 41

CRÔNICA 4
TALVEZ ALGUMA DEPRESSÃO, O PRIMEIRO SALÁRIO
E O PRIMEIRO TARJA PRETA 46

CRÔNICA 5
FACULDADE E SIBUTRAMINA 50

CRÔNICA 6
A NUTRICIONISTA DA MODA E A DIETA *LOW CARB* 53

CRÔNICA 7
QUANDO ME DEI CONTA DA SEPARAÇÃO 58

CRÔNICA 8
QUEM PRECISA DE REDES SOCIAIS? 68

CRÔNICA 9
ABALADA NA BALADA 71

CRÔNICA 10
A MAIS ESTRANHA NA FESTA DE GENTE ESQUISITA 78

CRÔNICA 11
SAMBA DE RAIZ 84

CRÔNICA 12
SEXTA-FEIRA: O DIA NACIONAL DO PRATO EXECUTIVO
ATÉ PARA A EQUIPE MULTIDISCIPLINAR 87

CRÔNICA 13
BRINCANDO DE BARBIE NO CONSULTÓRIO MÉDICO 92

CRÔNICA 14
FORA DA CASINHA 97

CRÔNICA 15
INTOLERÂNCIA COM A UNIVERSIDADE 102

CRÔNICA 16
EMPATIA DELAS NO CONSULTÓRIO 106

CRÔNICA 17
A FORÇA QUE VEM DA RAIZ 110

CRÔNICA 18
HAVIA DE SER ENCOSTO... 114

CRÔNICA 19
APRENDENDO A ORAR... 117

CRÔNICA 20
CONVERSA COM UM PAI DE SANTO 119

CRÔNICA 21
LOGORREICA E POLIQUEIXOSA 121

CRÔNICA 22
JOANA, A PSICANALISTA INTROMETIDA....................128

CRÔNICA 23
CONFIANÇA NO PROCESSO............................132

CRÔNICA 24
CONEXÕES DIVERSAS................................140

CRÔNICA 25
O QUE SÃO COMPETÊNCIAS?...........................148

CRÔNICA 26
UMA ARRISCADA TENTATIVA DE ATENÇÃO.................153

CRÔNICA 27
JESUS E A SAÍDA DO MUNDO CORPORATIVO...............158

CRÔNICA 28
FREIRA, TALVEZ....................................162

CRÔNICA 29
DINHEIRO DEFINITIVAMENTE NÃO É TUDO................165

CRÔNICA 30
ESTABILIDADE......................................170

CRÔNICA 31
VERA CLETO: UMA INSPIRAÇÃO!.......................174

CRÔNICA 32
ACERTANDO O PSIQUIATRA............................177

CRÔNICA 33
A BARBIE TINA TURNER..............................180

CRÔNICA 34
NÃO HÁ RAZÃO PARA CULPA...........................183

PARA CONCLUIR... 188

UMA CONVERSA FINAL SOBRE LAURINHA... 194

POSFÁCIO DE UM EMPREENDIMENTO FRACASSADO!
SERÁ MESMO? 205

PRÓLOGO

Laura era uma professora universitária de 33 anos quando, pela razão mais errada possível, resolveu fazer uma bariátrica. Depois de cinco anos, por causa de um concurso no qual deveria documentar o que havia feito nos últimos anos, deu-se conta do resultado, notando que percorreu um caminho de intensas transformações — não necessariamente nessa ordem — físicas, afetivas, pessoais, intelectuais, espirituais, profissionais e políticas. Emagreceu mais de 45 quilos. Deixou para trás um relacionamento de 12 anos que já estava bem falido. Voltou a escutar *Guns N' Roses* e descobriu o Revelação. Praticamente abandonou uma então "promissora" carreira acadêmica. Testou técnicas de empreendedorismo no mundo corporativo e, pasmem, no consultório médico. Tirou seus vestidos e terninhos de alfaiatarias de nível superior. Passou a usar All Star e *shorts* jeans. Brincou de ser algumas versões da Barbie no consultório médico.

Depois de passar vergonha no débito, no crédito e no Pix, decidiu largar tudo e virar freira, mas não achou boa a ideia de cortar os cabelos. Foi, então, que virou gestora do ramo educacional no interior do Brasil. Mas não se acostumou com a ideia de ficar longe da família. Faltava ter com quem brigar aos finais de semana. E, finalmente, assumiu uma vaga de professora na escola básica.

Nesse meio tempo desenvolveu, por assim dizer, um estranho quadro clínico e fez a maior confusão com a equipe multidisciplinar da cirurgia. Foi curiosamente graças ao cirurgião bariátrico que descobriu que era um caso "grave" de saúde mental. Ainda tem problema em admitir que ela, uma feminista então comunista, apaixonou-se por um desses caras fitinhas, aqueles que só frequentam balada com pulseirinha. E, em vez de admitir um quadro agudo de paixão pelo médico e aceitar de uma vez por todas que não bateu essa meta — afinal, qual chance teria uma paciente psiquiátrica —, continua procurando um laudo definitivo para seu estado emocional. Às vezes, diz que tudo não passou de síndrome do jaleco branco; outras vezes, cita o que leu sobre o Freud na Wikipédia e diz que foi "apenas" um processo de transferência. Também há dias nos quais ela culpa Bourdieu, dizendo que só estava à procura de conexões com finalidades políticas. Lembre-se de que ela tem momentos de euforia.

Achou que tudo não passaria de encosto. Rezou na igreja católica, orou na igreja evangélica e tomou passes em centros espíritas. Ultimamente, tem sido mais modesta em suas explicações mirabolantes. Só faz mesmo plagiar um outro cirurgião, dizendo que "obesidade é uma doença da alma", sabe-se lá o que ela entende por isso. Entre um diagnóstico de Transtorno de Déficit de Atenção e Hiperatividade (TDAH) e Transtorno Bipolar do Humor (TBH), insiste que o sentimento pelo doutor não passou de um exercício de autoconhecimento para bater tantas outras metas. Começou, então, a citar o empresariado, dizendo que apenas criou uma história para atingir seus objetivos. Faz questão de lembrar que meta boa é aquela que não se bate. Vai entender a doida! Uma vez acadêmica, parece que não há shortinho curto que resolva tamanha complicação. Por falar em roupas curtas, outro dia, após assistir a *Instinto Selvagem*, decidiu de uma vez por todas que foi tudo pela literatura. Oremos para que não faça a Catherine Tramell versão bariátrica. A ideia é não gastar o réu primário.

Ao menos, depois de tudo isso, abandonou o comunismo e aceitou ser cuidada por sua família de direita, que tanto criticava. Afinal, na hora do vamos ver, foi ali, em meio a detestáveis *fake news*, que conheceu algumas verdades da vida. Ora à esquerda, ora à direita, pode-se dizer que, graças a uma torta jornada pós-cirurgia bariátrica, precisou abandonar uma postura controladora, que tanto lhe fora útil para conseguir tudo o que queria no passado. Essa história poderia ser um grande clichê, se não fossem humor ácido, alguns palavrões em tempos de cancelamento, tantas contradições e situações que não têm nada de politicamente corretas.

Depois de cinco anos, Laurinha, como é chamada pelos amigos e familiares, finalmente consegue contar a um especialista tudo o que passou. Foi provocada por suas irmãs um ano mais novas, as gêmeas Lívia e Olívia, que ela conseguiu verbalizar todo esse rolê para o coitado do primo, um jovem médico da família... de família... da família... um médico de família que era da família e que não tinha nada com isso.

O livro, que tem Laurinha como narradora, apresenta 34 crônicas organizadas a partir de diálogos em um jantar de sexta-feira no qual estavam presentes, além da autora e as gêmeas, sua mãe Isabel, seu pai Roberto e o primo doutor Luizinho. O cenário principal por detrás de tantas idas e vindas de suas histórias é uma pizzada no recém-inaugurado espaço *gourmet* na casa da família Rossi. No desenrolar dessa história, a todo momento, a professora Laurinha faz muita confusão, quebra regras de *compliance* por onde passa, seja do mundo corporativo ou da universidade, mistura teorias científicas com sabedoria popular e ficção com realidade. Ao final, em um esticada de fim de noite no centro da cidade, um reencontro óbvio!

PARA TODO MAL, A CURA...

Quem cultiva a semente do amor segue em frente e não se apavora. Se na vida encontrar dissabor, vai saber esperar a sua hora...Dizia a música ao fundo... Anos atrás, diria: "Nossa que coisa... música brega... muda isso daí". Hoje eu me divirto e muito com o pagode do Revelação.

Aquele poderia ser mais um jantar de rotina na casa da nossa família, com muita bebida e comida. Mas naquele dia havia uma razão muito especial. Roberto, meu pai, estava feliz por ter conseguido finalmente reformar a casa, e naquela noite seria a estreia do espaço *gourmet* com a presença ilustre de doutor Luizinho, meu primo.

Na serralheria da família Rossi, com a ajuda da minha mãe, Isabel, que trabalhou anos no comércio como vendedora batendo todas as metas e ultrapassando as cotas, meu pai estava conseguindo vender todos os meses o suficiente para ter caixa e, finalmente, confiança para arriscar um empréstimo e reformar a casa. Intuitivamente, e com muitos tropeços, eles foram entendendo algumas coisas sobre empreendedorismo. Fizeram parcerias com pessoas estratégicas, focaram o segmento de corrimão para prédios e escalonaram a produção.

Devo confessar que meu pai — como muitos trabalhadores e microempresários da área da construção — é um cara enrolado, mas que inspira muita confiança nas pessoas. Ele inspira tanta confiança que tem livre acesso à casa das amantes e das esposas de homens poderosos da cidade. Nunca usou isso a seu favor, mas solta umas fofocas quando está meio alto. Prometo guardar todas elas. Até porque, também eu e minhas irmãs aprendemos a tratar com respeito as amantes e as esposas. Aprendemos a escutar os dois lados. Só sei que tem sido usando suas conexões que o negócio está prosperando. Antes tinha medo de pegar todos os serviços que apareciam, ficava inseguro. Porém, a demanda foi crescendo tanto que ele entendeu que poderia ser a conexão entre seus clientes e outros serralheiros de sua confiança da cidade. Por fim, o negócio está prosperando. Precisa de mais organização e agilidade, mas chegamos lá.

No fundo, começou a entender que a prosperidade não profana ninguém. Ele andou lendo umas coisas aí que "todo o homem coma e beba, e goze do bem de todo o seu trabalho; isto é um dom de Deus"[1]. Aliás, falando sobre dom, o sonho do meu pai era ser jogador de futebol. Ele chegou a jogar profissionalmente em times da segunda divisão. Foi dessa sua formação futebolística que eu e minhas irmãs crescemos escutando todo tipo de incentivo do gênero clichê... "Foco, força, fé"... "Se você quiser, você consegue"... O meu predileto é METE O PÉ e VAI NA FÉ. Ele jogava profissionalmente, quando minha mãe engravidou de mim, aí o jogo acabou para os dois. Minha mãe atuava no comércio e largou o emprego para cuidar de sua bebê recém-nascida. Voltou a trabalhar alguns anos depois, quando eu e minhas irmãs já estávamos com uma certa idade. Já meu pai foi trabalhar na serralheria do meu avô, que na época ia muito bem. A cidade de Campinas estava crescendo, e não tinha tanta concorrência. O negócio ia tão bem, mas tão bem que nunca pensaram em guardar dinheiro ou controlar o merda do contador da época, que deixou de pagar os impostos e ferrou com tudo. Por excesso de confiança e muita desorganização, imóveis e mais imóveis foram perdidos para que as contas fossem ajustadas.

Meu avô, pai do meu pai, foi quem começou esse negócio de serralheria; em sua juventude, também fora jogador de futebol. Entre assinar como zagueiro do Guarani ou continuar trabalhando como funcionário da repartição de obras da prefeitura, ele preferiu a estabilidade do cargo público. Veja só, naquela época ser funcionário público compensava mais que ser jogador de futebol.

Trabalhando na prefeitura, meu avô se gaba de dizer que tinha livre acesso ao prefeito e ao vice-prefeito e controlava a greve dos trabalhadores. Atuava sempre na mediação. Ele diz que se mobilizava pelo que era certo e verdadeiro. Se era certo entregar a obra, ele organizava o pessoal. Se era certo ter aumento, ele tinha seus meios, como fechar o registro de água da cidade para forçar uma negociação. Só sei que era o cara com quem os poderosos contavam nas horas de aperto e o líder dos trabalhadores. Se algo precisava ser resolvido na área de obras, meu avô Giuseppe, um desses italianos trabalhadores *old school* — o conhecido Capitão —, o melhor zagueiro da várzea, era quem seria chamado para colocar as coisas em ordem. Ele empreendia, mesmo no serviço público.

Após minha avó Elisa engravidar do meu pai, vô Giuseppe decidiu que seria a hora de arriscar ter seu próprio negócio. Abriu a serralheria e chegou a ter 50 funcionários aqui no Cambuí — um bairro fronteiriço. Local de diversos tipos. Hoje, está mais elitizado, os fitinhas — caras que só vão em balada de pulseirinha — dominam, essa é a verdade.

---

[1] Eclesiastes 3:13.

Alguns daqueles funcionários do meu avô eram bem doidos. Vários, para dizer a verdade. Eu adorava conversar com o mais maluco de todos, o Ariosvaldo, que também morava aqui no bairro e era encontrado todos os dias, após o expediente, no bar do Jean. Ele passou quatro anos em um hospício antes de chegar à serralheria. Tinha uma coisa diferente. Era um sujeito calado, mas comigo conversava. Era só eu falar baixo que ele conseguia manter contato visual e se comunicar. Tinha uma espécie de melancolia no olhar. Parecia calma misturada com bondade. Sempre me tratou com muito respeito e acompanhou minha carreira acadêmica com curiosidade. Quando fui fazer estágio no exterior durante o doutorado, vivia perguntando para meu pai como estava minha vida no Canadá. Lembro que até me ligou em um certo 31 de dezembro, desejando boas-festas, quando, por questões burocráticas da universidade, passei meu réveillon longe da família, nos Estados Unidos. Um problema de aquisição de passagem, uma besteira e tanto.

Na serralheria tinha também o Edinho, que foi um sobrevivente do massacre do Carandiru. Graças ao álcool perdeu o controle, em uma discussão no bar, matou um delegado que batia em mulher e era bem bandido aqui no bairro, daqueles que usurpam do cargo público para corromper geral. Edinho, apesar de ser ovacionado no bairro depois disso, foi parar na cadeia, onde virou cozinheiro.

Meu pai e meu avô conheciam bem a história e, mesmo assim, deram oportunidades para Edinho. Comigo e com minhas irmãs, era o cara mais doce do mundo. Um dia, na chácara da família, localizada às margens do rio Atibaia, ele me ensinou a fazer arroz soltinho. Confesso que até hoje é um dos únicos processos que sigo. Coloca o alho, um pouco de óleo, põe o arroz, mexe durante três minutos, coloca água e deixa ferver!

Fui visitá-lo quando já estava nas últimas, morando na pensão da dona Inês, uma espelunca na parte baixa do bairro, entre uma fofoca e outra que envolvia até o namoro de Edinho com uma global maconheira que cresceu na mesma região. Ele olhou bem para mim e disse: "Vou deixar toda a minha herança pra você!". Pensei: *"Esse cara está chapado, variando, só pode"*. Mas depois esbarrei com um cara aí que me deixou bem louca. Confesso... um fitinha... E com a ajuda da Joana, minha psicanalista, entendi. Sem saber, usava e muito tal herança. Era uma certa agressividade que aprendi a usar para o bem. Fique claro que não matei ninguém nem acho isso justificável. Enfim, domínio de si, né, gente? Louco, né? Só os loucos sabem, como diz a música. Uma hora isso ainda vai fazer sentido, prometo contar, ainda não sei como.

Voltando a falar dos negócios. Como eu disse, entre a geração do meu avô e a do meu pai, descontrole e excesso foram regras. Por uma razão que vocês um dia vão entender. Fazer o quê? Tenho que admitir para fazer sentido. Tem a ver com aquele mesmo cara. Não interessa quem é, perguntei para meu avô como eu faria para bater a meta. Claro que não contei qual era. Humilhação isso daí. Só sei que ele disse: "Pensa na meta e vai". Perguntei: "Vô, e se faltarem condições?". Ele respondeu: "Não interessa, tenha FÉ!". "Mas lembra de uma coisa", ele disse, "NÃO HÁ FÉ SEM OBRA". Obra, pensei: "Já sei: vou escrever um livro".

Só sei que daí fiz um dos maiores CEOs do Brasil trabalhar para mim. Usei o grupo de uma das mulheres mais ricas do Brasil. Articulei com uma das melhores atrizes do teatro brasileiro. Dei um jeito de arrumar várias *coachings*: atletas, empresárias, artistas, galera da saúde. Claro que não contei para nenhum desses qual era a meta. Seria muita humilhação contar. Vai fazer sentido, prometo... Já adianto que não bati a meta, mas nesse rolê todo aprendi com uma mulher incrível que sonhar grande e sonhar pequeno dá o mesmo trabalho. Parece que ela plagiou um cara aí... Um empresário até que conhecido no cenário nacional e internacional... Não vai pegar bem com esquerda se eu citar... Em todo caso, essa é a piada pronta da história, sonhar grande e sonhar pequeno, vocês vão entender. Só sei que, apesar de não bater a meta inicial, pelo menos, publiquei um livro.

Bom, voltando à estreia do espaço *gourmet* da família Rossi. Além dos meus pais, estavam presentes minhas irmãs, Lívia e Olívia. Elas são gêmeas não idênticas. Olívia sonhava em fazer medicina, mas a firma do meu pai não ia muito bem. Não seria possível pagar as mensalidades do curso. Como estudamos a vida toda em escola pública, Olívia nem chegou a prestar medicina na universidade pública, devido à alta concorrência. Hoje, penso que ela poderia ter, ao menos, vislumbrando essa possibilidade, mas ela resolveu fazer enfermagem em uma universidade privada. Eu fiquei muito preocupada. Tinha medo de que ela se frustrasse. Vendo a situação, sofria por não conseguir dar um jeito nisso, mas parece que tudo tem um porquê. De nós três, Olívia sempre foi a mais prática. Se tínhamos um problema, ela ia lá e resolvia na hora o assunto. Certeira como uma enfermeira deve ser. Sempre foi muito organizada com suas coisas. Focada, era a única que frequentava regularmente a academia.

No hospital, nunca faltou trabalho para Olívia. Tratando os pacientes com o devido respeito, trabalha em dois empregos: em um hospital público do Sistema Único de Saúde (SUS) e em um hospital privado. Sempre foi muito ajustada com as finanças. Foi a primeira a comprar seu próprio apartamento.

Na área oncológica do hospital, ela tem se realizado. Profissional excelente, até que eu a fiz cometer alguns vazamentos de dados. Tudo isso porque esbarrei com um cara fitinha aí. Não interessa quem é ainda. Quando criança, Olívia emagreceu seguindo as regras dos Vigilantes do Peso. Ela nunca mais engordou. Vive de salada e proteína. E gim, como gosta de um gim!

Lívia é professora como eu. Atua na rede conveniada na parceria público-privada e, no período da tarde, ajuda nossos pais na serralheria. Ela é a típica professora da educação infantil. Adora crianças e vive recortando E.V.A. Tem meu respeito. Das três, quando éramos crianças, era a única convidada para ser noivinha na festa junina ou a fada da festa de final de ano da escola. Lívia era a princesinha das minhas 400 tias.

Olívia e eu sempre lutamos contra a balança. Lívia fazia farra com toda sorte de besteira e não engordava. Quando adolescente, fazia esportes de segunda a sexta-feira, mas precisou conciliar faculdade e trabalho, ficou sem tempo e parou com esse ritmo. Foi nessa época que começou a namorar um cara otário, um vacilão, um abusivo, um fraco... Desse tipo aí... foi quando engordou pra cacete! Era separação e volta... Volta e separação... Lanches e mais lanches no Piu Piu... Bebedeira... É claro que precisamos ter autoestima e ser responsáveis por nossas escolhas, mas tem muito otário vacilando com a gente. Eu digo que ela está deprimida e que a felicidade dela é apenas aparente. Ela insiste que minha teoria está errada, diz que está muito gorda porque está comendo mais do que gasta e que o ex-namorado não tem nada com isso. Se ela está dizendo! Só sei que daquele relacionamento sobrou a bebedeira... Ela adora uma cerveja... uma não, várias... Eu fico indignada... A Joana diz que projeto nela minhas questões... uma psicanalista muito da intrometida.

Em todo caso, graças à chapadeira da Lívia, ela conhece todo mundo. Rico, pobre, classe média. Ela não tem preconceito nenhum. Frequenta diferentes lugares. Parece o Ronaldinho Gaúcho, faz os rolês mais aleatórios. Reúne esquerda e direita na casa da minha mãe. Eu fico aflita, pensando: *"Agora vai dar pau"*. Eu olho e penso: *"Agora vai dar merda"*, *"Agora, já era"*. Fico tensa. Felizmente, nunca vi isso acontecer nos churrascos que ela promove. Talvez ela pudesse ser ministra de relações instituições de algum governo. O que dizer mais dela? Lívia gosta muito da vida, por assim dizer. Recentemente, a mídia até começou a ser mais diversa, mas parece que apenas corpos esculturais se divertem de fato. Ela é um exemplo de que essa narrativa pode ser refutada.

Para completar aquele jantar, o primo ilustre acabara de chegar do hospital. Mas, tenho que me apresentar, né? Talvez, eu chame a intrometida da Joana. A psicanalista que mistura Freud e Jesus. Vocês vão me conhecendo ao longo deste livro. Eu não sou de falar da minha vida por aí. Sou reservada, só que não. O que vocês precisam saber? Vamos lá: tenho 37 anos. Isso me assusta. Sonhava em ser jornalista quando criança, só que achava as jornalistas muito magras. Eu era bem gordinha. Aí concluí: se for para ser jornalista, eu dou um jeito lícito ou ilícito de ficar igual a essas bonecas. "Beleza", pensei, "Vou fazer jornalismo à noite na Católica e vou trabalhar no shopping durante o dia para pagar". Arrumei um emprego na primeira tentativa. Na primeira semana, já tinha batido a meta do mês, mas a tia Rô, também vendedora do shopping que batia todas as metas, ligou e me deu um esporro, falando que tinha que ir para a universidade pública.

Lembrei da professora Sônia, do ensino médio, me contando do vestibular da estadual e indicando o livro *Várias Histórias*, do Machado de Assis, meu livro predileto, porque ela achava que eu passaria. Ao mesmo tempo, escutei a professora Ângela, do cursinho pré-vestibular que eu fazia enquanto decidia o que fazer da vida, dizendo que apenas 25% das pessoas liam e entendiam o que liam no Brasil. Analfabetismo funcional era o nome daquilo. Pensei: *"Jornalismo? Não faz sentido"*, e não tinha na estadual aqui da cidade. Decidi prestar pedagogia, pois atuar na educação fazia mais sentido do que atuar no jornalismo.

Passei no vestibular, que nem foi tão concorrido. Trabalhava na universidade durante o dia e estudava à noite. Fui muito feliz no curso. A verdade é que não estudava muito. Não conseguia estudar direito. Lia fragmentos dos textos e dos livros recomendados e misturava tudo. Minhas amigas ficavam putas da vida porque desse jeito me dava melhor que elas. Sei lá, eu aprendi a dizer o que o professor queria nos trabalhos e nas avaliações. Fazia a maior confusão. Eu nunca consegui ler direito as coisas, mas usava a criatividade. Misturava literatura e artes com educação. O professor falava alguma coisa e me vinha na cabeça alguma conexão. Só sei que nessa vida só fiquei atrás de Jesus. Apenas Jesus tirava melhores notas que eu.

Praticamente, emendei graduação e doutorado. Não terminei o mestrado. Na hora da qualificação – quando uma banca formada por três professores precisa dizer se seu trabalho tem qualidade – mandaram-me para o doutorado. Eu achei ótimo, queria terminar logo e sair por aí vendo o que estava acontecendo fora dos muros da universidade. Confesso que defendi uma tese muito elogiada, sem nunca ter conseguido ler um livro inteiro. Mas a vida acadêmica é história para outro momento.

O que mais contar para vocês? Conheci o Diego no ensino médio. Ficamos juntos 12 anos. Não chegamos a casar. Do alto dos meus 20 e poucos anos, pensei: *"Parece fazer sentido envelhecer com alguém"*. Ele é um cara bacana, somos gratos pelo tempo que passamos juntos. Aprendemos bastante, mas acabou em definitivo. Tudo começou com a professora na faculdade tentando nos fazer estudar o Complexo de Édipo. Aquele conceito do Freud que diz que a criança desenvolve desejo pelo genitor do sexo oposto. A professora disse que nos casamos com nosso pai... Com nossa mãe... Pensei: *"Quem é esse cara aí que fica profanando relações sagradas?"*. Hoje, eu sei que não é bem assim, mas não gostei na época e foi por isso que decidi me casar com um pontepretano tranquilo de Peixes. Bem diferente do meu pai, um bugrino leonino agitado. Misturei Freud com astrologia e time de futebol, mas não deu certo com Diego. Será que Freud tem razão? O que mais contar? Terminei o doutorado, fui trabalhar em duas universidades privadas. Trabalhava... trabalhava... trabalhava... Ao mesmo tempo, comecei a produzir material didático e nunca mais parei.

Até que esbarrei com um fitinha aí e fiz uma bariátrica. Vou ter que contar para essa história fazer sentido. Fiquei bem louca. Fiquei mal. Fiquei bem. Vocês vão entender. Agora, está tudo bem. Tudo é muito coisa, mas, finalmente, consegui contar a história para um especialista. O coitado do meu primo — doutor Luizinho, que não tinha nada com a história até então. Agora vou contar sobre ele. Porém, para vocês entenderem, vou contar um pouco sobre a família da minha mãe primeiro. Minha mãe é a caçula de uma família nordestina de dez filhos. O que eu mais admiro nela é o quanto é trabalhadora. Não tem preguiça de absolutamente nada. O preço que paga é ser muito agitada. Dificilmente consegue ficar parada assistindo a algo na televisão. Ela não tem paciência para papo furado. Não costuma receber visitas em casa, pois teria que ficar prestando atenção na conversa de alguém. Ela faz o serviço de casa com a ajuda da dona Cida e trabalha na firma do meu pai. É muito engraçado quando dona Cida está na casa da minha mãe, pois ela fala demais, e minha mãe tenta se esquivar a todo custo, só que dona Cida vai atrás falando e falando.

O doutor Luizinho é meu primo por parte de mãe. Filho de uma das irmãs dela. Se eu conseguir, vou contar sobre a família da minha mãe rapidamente. Meus avós tinham uma situação boa no Ceará, eram comerciantes e viviam na Zona da Mata, mas meu avô Francisco achou que em Campinas os filhos teriam mais chances de estudos. A verdade é que meu bisavô, pai da minha avó Antônia, era um fazendeiro muito autoritário, e vô Francisco decidiu se livrar daquele ambiente tóxico.

Chegando aqui, as coisas não saíram como esperadas. Em vez de estudarem, as oito filhas ficaram focadas no trabalho. De algum modo, todas trabalharam no comércio. Sempre batiam a meta. Faziam ótimos salários, mas organização nunca foi uma realidade. Os dois filhos homens, os mais mimados, segundo as minhas tias, tiveram sucesso em suas vidas profissionais. O mais velho virou um microempresário no ramo farmacêutico, e o outro virou o CEO de uma multinacional.

Eu fui a primeira neta da família. Aliás, sou a primeira neta por parte de pai e por parte de mãe. Sou também a primeira bisneta da família do meu pai. Não preciso dizer que fui muito mimada, né? A primeira boneca que ganhei de presente foi a Barbie Noiva, logo em seguida ganhei o Ken. Imaginem vocês vestido de quê? Ganhei o Ken médico. Precisei de cinco anos de análise para me lembrar disso. Nem adianta dizer que foi antes da onda da Barbie, mas a verdade é que escrevi a crônica da Barbie antes da modinha. Dizem que as pessoas hiperativas têm essa capacidade de antecipar certas coisas. Claro que não vão acreditar! Nem eu mesma acreditaria!

Enfim, voltando a falar da família da minha mãe, da minha geração, a geração dos netos e das netas, a maior parte frequentou o ensino superior. Tem advogada que virou juíza global. Ela vive aparecendo no Fantástico. Psicóloga com formação em Jung. Funcionária pública. Dentista. Profissional de TI. Enfermeira. Professoras. Advogada. Uma das irmãs da minha mãe se casou um alemão e vive na Alemanha. Os dois primos alemães só fizeram curso técnico e ganham mais que nós por lá. No final das contas, ganham mais que a juíza global. Só sei que eles vivem mais que todos nós. Viajam mais que todos nós. Falam mais idiomas que nós.

Tem também meus dois primos mais novos. O Felipe, um garoto muito levado que está em plena puberdade, usa cadeiras de roda e não vê a hora de ter idade para ir ao puteiro. Ele tem um quadro de paralisia cerebral. Apesar disso, tem um desenvolvimento cognitivo considerável. Educação sexual sempre foi um tabu na família. Graças ao Felipinho, precisamos pensar sobre como lidar com essas questões. Parte da família defende que ele vá ao puteiro de um tal de Adão, quando tiver idade. Os tios *véios*, os maridos das tias – os mesmos que defendem "Deus, Pátria e Família". Eu tenho defendido que ele vá a um espaço controlado e adequado. Aí os tios direitistas dizem que sou muito conservadora. Uma chata. Vai entender. Só sei que esse garoto faz com que sejamos melhores. É a união da família.

E tem o irmão mais velho do Felipe, o doutor Luizinho. O primeiro médico da família. Acho curioso e bonito ao mesmo tempo. Ele é muito mais celebrado que a juíza global. A verdade é que já tinha meu tio médico, pai do Luizinho. Mas ele é só o marido da irmã da minha mãe. Aliás, o marido da minha tia foi colega de curso de medicina de um médico aí. Um doutor fitinha. Não interessa ainda.

Luizinho sempre foi um garoto quieto e do bem. Ele tem aquela coisa, sabe? Um olhar de quem analisa tudo com bondade e cautela. Fala pouco, mas só diz a coisa certa. Ele tem uma inteligência emocional muito mais em dia que o restante dos primos, isso sim. Não é brigado com ninguém. Não que eu seja. Aluno exemplar de um dos melhores e mais caros colégios da cidade, e adivinhem só? Virou comunista. Se fosse antes da bariátrica, até poderia ser acusada de ter influenciado suas opções, mas esse não foi o caso.

Luizinho cresceu em meio a tantas loucuras da família. Minha avó, minhas tias e eu somos todas laudadas. Volta e meia temos crises de euforia. Inventamos histórias... projetamos cenários... criamos personagens... escutamos vozes... vemos coisas. Em meio a essa realidade, ele prestou medicina com a intenção de ser psiquiatra. Eu fiquei muito aliviada. Do alto dos meus 30 anos, pensei: *"Felizmente não vou morrer sem cuidados com minha saúde mental"*. Para tristeza dos direitistas, o coração vermelho do garoto aflorou sua vocação e ele virou um grande agente de saúde *gourmet*! Gente, calma, é só uma piada. Uma piada muito boa, modéstia à parte. Uma das intenções deste livro, já adianto, é valorizar, e muito, o médico de família.

Agora, sim, entre um e outro personagem, vocês estão devidamente apresentados aos presentes naquela conversa: Roberto, meu pai; Isabel, minha mãe; Olívia e Lívia, as gêmeas; Laurinha, aquela que vos fala; e ele, doutor Luizinho. Vamos aos diálogos e à história da Laurinha, quer dizer, minha história. A história da loucura da Laurinha. A história da bariátrica da Laurinha. A história da paixão. Fazer o quê, vou ter que contar para fazer sentido. A história da paixão da Laurinha pelo doutor Pedro, o doutor fitinha. Coitado, um médico tão respeitado, virou o doutor fitinha neste livro. Problema dele, quem manda não aceitar convite de paciente para sair? Quem manda ter ética? Estamos no Brasil!

Enfim, eis os diálogos e as respectivas crônicas que compõem este livro, que tem como finalidade narrar a história do processo de "cura" da Laurinha! A história do processo de "cura" da Laurinha — acho que assim ficou bom.

A HISTÓRIA DO PROCESSO DE "CURA" DE LAURINHA

As pizzas começavam a sair do forno recém-construído no quintal dos meus pais, também conhecido como espaço *gourmet*, quando recebi uma mensagem no celular informando sobre um concurso na Universidade Católica da cidade. Imediatamente abri o edital e não aguentei.

Laurinha: — CACETE! Olha a quantidade de coisas que preciso documentar para prestar essa merda de concurso.

Isabel: — O que é isso? Olha a boca! Uma professora falando assim? Seu primo vai ficar assustado.

Doutor Luizinho: — Está tudo bem, tia.

Roberto: — O que você precisa fazer para se inscrever nesse concurso?

Laurinha: — Atualizar meu Currículo Lattes e documentar tudo que fiz nos últimos cinco anos.

Roberto: — O que é esse tal de Currículo Lattes?

Laurinha: — É o currículo que o povo da universidade usa para registrar tudo que faz: artigos, aulas, orientações, congressos, produção técnica, apresentação em congressos, um monte de coisa.

Olívia: — Já sei, acho que é melhor dizer que estava louca e que fez uma bariátrica.

Lívia: — Na verdade, pode começar dizendo que fez uma bariátrica e ficou louca de vez!

Olívia: — Você deve ser uma vergonha para suas amigas feministas. Mudar toda a vida por causa de um médico fitinha!

Lívia: — Gente boa, coitado, cada paciente maluca que aparece naquela clínica. Eu conheço várias.

Doutor Luizinho: — Médico "fi" o quê?

Olívia: — Fitinha, que só vai em balada com pulseirinha.

Laurinha: — Pai, você vai deixar essas duas vacas falarem assim comigo?

Roberto: — Deixa a irmã de vocês, ninguém aqui quer lembrar que ela perseguiu o coitado do médico que fez a cirurgia.

Laurinha: — Pai, não dá corda para essas duas ridículas!

Doutor Luizinho: — Prima, você perseguiu o doutor Pedro?

Laurinha: — Não consigo falar sobre isso.

Doutor Luizinho: — Prima, toma essa cerveja aqui.

Laurinha: — Zero, é zero essa cerveja, moleque?

Doutor Luizinho: — Vai ajudar, vai por mim.

Laurinha: — Moleque louco!

Doutor Luizinho: — Como isso começou?

Crônica 1
A DECISÃO PELA CIRURGIA E A ESCOLHA DO CIRURGIÃO

Quando escutava minha amiga Cecília contando sobre a epopeia que foi sua cirurgia bariátrica — todos os exames necessários e o modo como reagiu à dieta líquida — achava que bariátrica era coisa de pessoas fracas. Eu não tinha nenhuma convicção em relação a essa cirurgia. Com toda certeza, eu mudaria por conta própria. Supostamente, não precisaria da ajuda de nada ou de ninguém. Eu me garantiria no processo de emagrecimento. Mas, em todo caso, de tanto escutar Cecília, decidi ir ao médico que a operou. Na verdade, já havia decorado as histórias dela e não aguentava mais aquele drama todo e a superação ao final. O médico seria ótimo, sincero, divertido, assertivo, competente, teria um quê de louco... O que não me impressionava. Cecília, com seus olhos verdes vibrantes e seu entusiasmo ao narrar suas peripécias, tinha sempre um quê de exagero em suas histórias.

Pela primeira vez, não havia pesquisado se o médico tinha currículo Lattes nem se seria "bom" o suficiente para me atender ou para que eu o chamasse de doutor. Na verdade, a intenção era arrumar um médico melhor que o de Cecília, mas era dezembro de 2017, final de semestre nas faculdades em que trabalhava, provas e mais provas para corrigir, e estava sem tempo de ir atrás de outro cirurgião.

No dia da consulta, Cecília, inclusive, chegou a se oferecer para ir comigo. Eu não quis. Afinal, ela saberia o quanto eu estava pesando. Ainda que supostamente empoderada e dona da minha vida, peso era segredo de Estado.

Fui sozinha ao consultório, como fiz em todas aquelas consultas em busca dos laudos para que o convênio aprovasse. Arrogantemente, era da opinião de que ninguém precisa viver minhas questões.

Entrei no consultório e me lembro de cada detalhe daqueles 15 minutos definitivos. Inicialmente, o médico perguntou por que eu estava ali. Ele tinha uma aparência diferente, um tanto quanto robusto, mas era baixo. De imediato, e não sei por qual razão, eu o achei altivo e vigoroso. Talvez fosse o corte excêntrico do cabelo que me intrigou. Por alguma razão que não saberia explicar, achei que ele me era familiar... Estranha associação... Será que Freud começava a me dar uma lição a partir desse momento?

Naquele dia, ele estava especialmente falante e foi muito adequado, atencioso e sorridente. Após nos cumprimentarmos com um firme aperto de mãos, disse algo do tipo "E aí, como você chegou até aqui?". Eu, sorridente, expliquei que minha amiga Cecília havia feito bariátrica com ele. Contei sobre ela, que havíamos estudado juntas na universidade e que, por isso, decidi ir à consulta, pois todos os anos eu engordava em média dez quilos. Ele parecia já ter escutado aquela história milhares de vezes. Com um olhar de empatia, demonstrou reconhecer minha insatisfação.

Em seguida, pediu que eu me pesasse. Naquele dia, usava um vestido preto até os joelhos, estampado, que combinei com vários colares azul turquesa e uma plataforma azul marinho. Meus cabelos estavam loiros, volumosos e cuidadosamente escovados. Havia acabado de lecionar a disciplina de "Didática" na universidade. Ele pediu para que eu subisse na balança. Estava pesando 109 quilos e alguma coisa. Fez a conta, e concluímos que eu estaria dentro da faixa de peso e altura que o convênio poderia aprovar para a cirurgia. Por fim, eu atendia às métricas e estava inicialmente apta para a cirurgia.

Com cuidado e paciência, ele explicou as técnicas de cirurgia que eu poderia escolher: *by-pass* ou *sleeve*. Eu já sabia como ambas funcionariam. Não tinha dúvidas sobre o que aconteceria naquelas duas opções. Apressada que sou, obviamente escolheria o *by-pass*, cujo processo de emagrecimento é mais ágil. Eu não o cansei com perguntas cujas respostas já tinha. Ele pediu que pesquisasse mais. Nesse momento, fui irônica e disse: "Um médico que diz aos pacientes para pesquisarem no Google?". Apesar da ironia, aquilo era para ser elogio. Afinal, era alguém que via vida inteligente na frente dele. Imediatamente ele respondeu: "Não disse para ninguém procurar no Google", e se mostrou irritado. Eu o provoquei: "Pois você quer que eu leia indexados da sua área?". Um silêncio se fez na sala, e aliás, seria exatamente o que ocorreria nos próximos meses.

Em seguida, ele falou algumas coisas sobre o quanto o trabalho depois da cirurgia é importante. Mais uma vez, por ironia, questionei: "Por quê? Algumas pessoas não ficam bem?". Eu sabia que nem todas as pessoas ficavam bem. Ele se irritou e respondeu com firmeza, olhando fixo em meus olhos: "Se você pensa que a cirurgia bariátrica vai resolver todos os seus problemas, está enganada". Naquele momento não chorei porque sou de Áries e pensei comigo: *"Vamos ver se não vai resolver"*. Saí daquela sala desafiada e muito brava com aquela frase de efeito! Quem era ele para supor que eu tinha problemas? Quais seriam esses problemas? Transferia ali — no *setting* errado — minhas questões.

*

Olívia: — Robusto e vigoroso. Você é louca! Pior que toda vez que vejo o doutor Pedro no hospital, aquele baixinho, que já está até meio "véio"[2], dou muita risada. Não me conformo.

Laurinha: — O gin já está fazendo efeito? Palhaça!

Doutor Luizinho: — Realmente, você transferiu no *setting* errado suas questões.

Lívia: — O que é essa história de transferir?

Doutor Luizinho: — Para quem segue a teoria psicanalítica do Freud, é um processo inconsciente em que deslocamos o sentido atribuído a pessoas do passado para pessoas do presente. Isso é fundamental para o processo de cura.

Laurinha: — Você acha que transferi?

Doutor Luizinho: — Eu acho, mas o normal é isso ocorrer no consultório do psicanalista. Essa história de transferir para o cirurgião é bem estranha, até onde eu sei.

Laurinha: — Não sei, não. Figuras do meu passado? Nenhum homem tinha sido louco de falar daquele jeito comigo. *"Se você pensa..."*. Eu penso o que eu quiser. Fiquei puta da vida!

Lívia: — Puta da vida? Você gostou, isso sim! Até que enfim alguém colocou você no seu lugar, sempre quis mandar em todo mundo.

Olívia: — Lembra? Lia nossos diarinhos e, se a gente não brincasse do que ela quisesse, ameaçava contar nossos segredos para o pai e a mãe.

Laurinha: — Com 10 anos, eu já sabia que informação é poder. Azar de vocês que não escondiam direito os diarinhos. E minhas brincadeiras sempre foram as melhores.

Roberto: — É, filha, você sempre teve muita liderança, minha doutora primogênita.

Isabel: — A mais mimada das três.

Doutor Luizinho: — E aí, Laurinha, o que você fez depois da consulta?

Laurinha: — Duas coisas.

Doutor Luizinho: — O quê?

Laurinha: — Três coisas, na verdade.

---

[2] A palavra "véio" é uma forma coloquial e informal de dizer "velho" em português, frequentemente usada em conversas informais. Ela pode transmitir um tom mais descontraído e próximo, muitas vezes carregado de afeto ou camaradagem. Nesse caso, optamos por deixar a grafia com acento para enfatizar a primeira sílaba da palavra.

Lívia: — Conta logo!

Olívia: — Vai vendo!

Laurinha: — Eu saí de lá, estranha! Puta da vida, para falar a verdade! Quem era ele para supor que tenho problemas? No carro, peguei o celular e procurei o nome dele no Google. Fiz *download* da tese que estava na biblioteca virtual da universidade.

Roberto: — Você queria saber se ele era inteligente?

Laurinha: — Não, doutorado nem sempre quer dizer muita coisa. Eu notei que ele era inteligente de imediato. Dá muita vergonha de contar, mas queria saber se ele era casado.

Isabel: — Como você saberia isso pela tese?

Laurinha: — Nos agradecimentos. Não sou burra, né? Tinha lá um agradecimento para uma amiga especial, logo vi que era *friend with benefits*.

Isabel: — O que é isso?

Lívia: — Amizade colorida.

Isabel: — Meu Deus, uma doutora se prestar a esse papel?

Olívia: — Mas você não ficou puta com o cara?

Laurinha: — Sei lá, eu fiquei muito brava, mas também curiosa para saber se ele era casado.

Doutor Luizinho: — Não era mais fácil perguntar para meu pai? Eles estudaram juntos. Têm vários amigos em comum.

Laurinha: — Deus que me livre se essa minha loucura vazasse! Seu pai, com aquele jeitinho quietinho dele, sabe de tudo que acontece nessa cidade.

Doutor Luizinho: — Isso é verdade. E aí? Qual a segunda coisa que você fez?

Laurinha: — Marquei psicanalista!

Olívia: — Se ela não complicasse tudo, não seria a Laurinha.

Laurinha: — Ah, eu tinha que entender o que aquele cara que me cortaria tinha!

Doutor Luizinho: — O que aconteceu no psicanalista?

Laurinha: — De imediato, nada, né? Só eu falava. Depois de três sessões, dei uma desculpa para parar com isso e perguntei "O que você tem para me falar?".

Douto Luizinho: — E?

Laurinha: — Ele disse que a história estava muito platônica e que eu deveria atuar na realidade.

Doutor Luizinho: — Psicanálise deve ser um longo processo. O psicanalista falou isso?

Laurinha: — É, coitado. Na verdade, ele era estudante de psicanálise.

Doutor Luizinho: — Como assim?

Laurinha: — Ele estava fazendo o estágio para virar psicanalista, mas chegou ao ponto que eu queria chegar. Aí deu no que deu.

Doutor Luizinho: — O quê?

Laurinha: — Ah, isso daí tudo que virou.

Doutor Luizinho: — Verbaliza, vai ser bom para você.

Laurinha: — Sei lá, virou uma meta!

Lívia: — Virou uma meta a meta. A meta virou uma meta!

Olívia: — A meta de matar um médico baixinho, meio "véio", robusto e vigoroso virou uma meta.

Laurinha: — Pai, manda essas duas calarem a boca!

Roberto: — É que a piada é boa, filha. Piada pronta.

Isabel: — Uma doutora, precisava disso?

Olívia: — Completamente pirada.

Doutor Luizinho: — E o Diego?

Laurinha: — Já não tinha praticamente mais nada com ele. Fazia tempo que as coisas estavam bem ruins entre nós.

Lívia: — Agora dá para entender por que você vivia neurótica e gritando com todo mundo.

Laurinha: — É, fazer o quê! Ele já estava com outros interesses. Eu tentava relevar e me organizar para separar de vez.

Olívia: — Acho é pouco, você só fazia era gritar com o coitado.

Laurinha: — Isso que você falou não foi legal.

Lívia: — Aposto que você nem ligou quando soube dos outros interesses dele.

Olívia: — Para de hipocrisia, o Diego sempre foi um amigo em quem você achou que mandaria para o resto da vida.

Laurinha: — Hipocrisia? Estão dando curso no SUS de ampliação de vocabulário agora?

Lívia: — Tá vendo como você é? Continua gostando de humilhar as pessoas. Depois de tudo, continua arrogante.

Laurinha: — Tomou as dores da irmãzinha?

Isabel: — Podem parar vocês três! Coisa feia, brigando como se fossem adolescentes!

Doutor Luizinho: — O que estava acontecendo de tão ruim entre você e o Diego? Desde quando, prima?

Laurinha: — Fazia muito tempo, para falar a verdade! Quando eu comecei a ver de operar, já dormíamos em quartos separados.

Doutor Luizinho: — E por que não se separavam de uma vez?

Laurinha: — Estava em processo algum tempo. Uns dois anos, para falar a verdade.

Olívia: — Ela precisava ter em mente uma boa meta para se organizar.

Lívia: — A meta que era uma verdadeira meta.

Laurinha: — Pai, olha essas duas!

Crônica 2
A "EMPODERADA" DO CONGRESSO VAI ÀS COMPRAS

No ano de 2015, realizei várias atividades no exterior. A conferência de que participei em Chicago decorreu bem. Como de costume, ao retornar para a universidade no Brasil, exagerei e disse que havia sido um sucesso a fala que havia ocorrido apenas "bem" a partir de um inglês questionável. Trouxe abraços – que nunca foram enviados – de pesquisadores estrangeiros para pesquisadores brasileiros. Relatei momentos de enaltecimento de projetos que sequer foram mencionados. Lembrei-me de longas conversas, com grandes nomes da área de educação, que não aconteceram exatamente daquela maneira. Descrevi um auditório ocupado com pesquisadores interessados e participativos. Narrei o sucesso que haviam sido minha fala e minha presença. Até mesmo uma nota no *site* da instituição na qual atuava foi publicada.

Para minhas amigas, com bom humor, contei que havia sido convidada para passar um final de semana na casa de um professor moreno e alto em Vermont, mostrei fotos da casa que de fato havia visitado e daquele homem interessantíssimo. Inclusive, contei que tinha recusado algumas investidas, afinal eu era uma mulher praticamente casada. Esqueci apenas de mencionar um detalhe: o tal professor era *gay*. Na academia, há um quê de *marketing* imprescindível para o fomento de vaidades e pesquisa.

Exageros à parte, o fato é que em Chicago consegui me fazer entendida. Nesse período, o trabalho acadêmico era o centro de minha vida. Eu era fissurada nas minhas próprias métricas de produção acadêmica. Tinha quase fetiche por manter um bom número de artigos, livros e *papers* produzidos anualmente.

No dia daquela conferência, lembro que usava um dos meus modelos prediletos, era uma versão *plus size* de um vestido preto da Ralph Lauren, comercializado nas grandes redes de varejo nos Estados Unidos, que valorizava meu quadril largo e meus seios fartos. Deveria estar com um pouco mais de 95 quilos na ocasião, até que distribuídos em proporção com meus 1m64cm de altura. Apesar da obesidade, sentia que estava bem com aquela roupa. É claro que não poderia deixar de arrumar meus cabelos. Paguei a escova em dólar com dor no coração, mas era uma conferência e, como de costume, fazia questão de apresentar um bom aspecto.

Em um momento de maior descontração, os professores que participavam como convidados do evento foram almoçar, sentamos todos em uma mesma mesa naquele sofisticado restaurante. Um professor de New Jersey, aparentando seus 60 anos, sentou-se ao meu lado e se mostrou muito cordial. Em um determinado momento, disse que não parecia brasileira. Sob o efeito do bom vinho servido na ocasião, ele fez um gesto com as mãos ressaltando meu tamanho e dizendo que parecia mais com as professoras do Canadá ou dos Estados Unidos. Achei o comentário muito inadequado. Sempre me saí bem dessas situações. Quando esses comentários surgiam, eu dizia que provavelmente minha aparência exuberante fazia com que o autor do comentário se lembrasse de algum amor gorducho e inacessível do passado. Porém, naquele momento em especial fiquei irritada, disse que lamentava o fato de ele ter construído um estereótipo das mulheres brasileiras, canadenses e estadunidenses. Destaquei que, como educador, deveria ter mais sensibilidade ao falar das mulheres.

Dizem por aí que sou muito direta. Minhas irmãs, ainda mais diretas, costumam dizer que sou "grossa", mesmo! Em inglês, sei que fico péssima. Enfim, naquele dia lembro-me de ter realizado praticamente uma palestra para aquele professor sobre a necessidade de rompermos com os estereótipos e rótulos. Imagino que ele tenha se arrependido daquele breve comentário. Talvez hoje eu tivesse sido menos "grossa", mas manteria meu posicionamento. Algo que me irrita nos acadêmicos é quando a aceitação e a valorização da diversidade são apenas supostas. A verdade é que, mesmo nas festas do departamento das humanidades, à medida que o vinho é consumido, todos os tipos de preconceitos surgem.

Em relação à minha obesidade, antes da cirurgia, havia um tipo de preconceito; volta e meia recebia dicas de como me alimentar de modo saudável, como se eu fosse uma pessoa mau caráter, para me alimentar de modo inadequado e burlar as tantas dietas que fiz ao longo da vida. Todo mundo tem dicas para dar aos gordos. Como isso me irrita! Podem não acreditar, mas, em termos de dieta e alimentação equilibrada, sou versada! Embora não os tenha praticado com tanto entusiasmo, minha mãe sempre cuidou para que eu desenvolvesse bons hábitos. Lembro que, quando pequena, na lancheira, cuidadosamente e seguindo orientações do pediatra, minha mãe enviava uma fatia de pão integral com queijo branco e suco de maracujá para controlar minha ansiedade.

Aos 8 anos, hoje me dou conta, já havia sido diagnosticada como obesa e ansiosa! Em compensação, minhas colegas magras se alimentavam com toda sorte de porcaria da cantina. A garota mais popular entre os garotos se alimentava de coxinha e Coca-Cola todo santo dia. Eu tinha mais inveja da coxinha do que da popularidade dela com os garotos.

No ambiente acadêmico, depois da cirurgia, volta e meia surgiam os olhares de reprovação para meus 67 quilos. Escutava toda sorte de "elogios". Um colega dizia que perdi a graça! Graças a Deus, não precisava mais me esquivar dele! Se tinha um resfriado, diziam que a culpa era da bariátrica. Se tinha uma dor de cotovelo, diziam que não estava comendo direito. Se ousava demonstrar alguma irritação, o que passou a ocorrer com certa frequência, diziam que não estava bem psicologicamente por conta da bariátrica. O que escutava de meus ilustres colegas sobre a cirurgia não era diferente do que escutava de minhas 400 tias que têm como fonte primária de informação *fake news* do zap. Na Universidade, faziam questão de me lembrar que passei por uma mutilação: "Você precisa se cuidar, pois essa cirurgia é muito invasiva"; ou eram mais diretos: "Você optou por se mutilar". Teve um dia que uma colega muito delicada me disse: "Você não me parecia ter problemas em ser gorda". Sem ao menos eu responder, outra colega emendou: "Mas é claro que ela não se gostava, do contrário, não teria se mutilado".

Naquela ocasião em Chicago, com o professor de comentário infeliz, talvez minha resposta atravessada tenha demonstrado como estava insegura. Todo ano ganhava cerca de dez quilos. Recorria à sibutramina para auxiliar na busca incessante pelo emagrecimento. Gastava horrores com suplemento, medicação, nutricionistas, *personal trainer* etc. Depois, engordava tudo que havia perdido com as dietas restritivas. Não é fácil admitir que meu ano era dividido entre momentos de muita restrição e de descuido com a alimentação. Em geral, os momentos de descuido com a alimentação estavam relacionados a situações de excesso de trabalho, sobretudo quando estava escrevendo materiais didáticos para melhorar os rendimentos. Horas de insatisfação escrevendo e articulando propostas em que não via sentido desencadeavam horas de belisco.

Diego, por sua vez, cada vez mais distante, dava indiretas e, com seu olhar, reprovava minha aparência. O problema do obeso muitas vezes começa quando se nota o olhar do outro. Diego também fora obeso. Ao longo dos anos, começou a levar o esporte muito a sério. Bebia e comia como sempre, mas treinava e conseguia manter uma composição corporal adequada. Volta e meia enaltecia seu sucesso ao emagrecer cerca de 30 quilos. Ele treinava ao menos durante 2 horas por dia. Enquanto isso, nosso relacionamento afundava cada vez mais: eu me dedicava à minha carreira acadêmica, e ele atuava como engenheiro em uma multinacional e ocupava o resto do seu tempo com esportes.

A contradição do dia da conferência foi que, apesar do discurso de empoderamento durante o almoço, ao final da tarde, fui às compras, atendendo a um pedido de Diego. Nosso relacionamento já estava indo de mal a pior quando fui a Chicago. Ele havia pedido para eu trazer peças íntimas novas. Àquela altura, fiquei um tanto quanto incomodada, fiquei puta, para falar a verdade. Na minha cabeça teríamos que dar conta do recado. Gorda ou magra, com ou sem lingerie especial, deveríamos ser um homem e uma mulher.

Sempre achei uma bobagem esse fetiche por objetos. Não vejo a sexualidade de outra maneira senão da ordem do natural, dos cheiros que se atraem e de corpos vivos que se tocam. Mesmo assim, fui às compras. Chegando à loja, encontrei toda sorte de cores e modelos, mesmo nas versões *plus size*. Imagina que gastaria em dólar com aquelas peças de gosto duvidoso! Não comprei nada.

Ventava muito naquele dia. Andei um pouco pelo centro de Chicago. Estava com frio, reflexiva, e lembrava algumas trapalhadas colocações de minha apresentação, por questões idiomáticas. Estava agradecida e feliz com a oportunidade de ter participado daquela importante conferência. Em determinado momento, parei em um *pub*. Cerveja, sim, valeria os parcos dólares que restaram ao final da viagem. Seguindo a recomendação do charmoso atendente, lembro de ter experimentado duas artesanais.

Cheguei ao Brasil e fui direto para Campinas. Deixei minhas coisas em casa e, antes de me encontrar com Diego, que trabalhava em Belo Horizonte, fui a uma loja popular, aquela que diz que é "de mulher para mulher". Consegui encontrar algumas peças do meu tamanho. Não eram feias e tirei as etiquetas. Nada mal para os cinco minutos que tivemos de disposição quando o encontrei. Se, por um lado, fazia questão de ser sofisticada nas aparências no ambiente acadêmico, por outro, estava cansada e desanimada com os rumos da minha vida afetiva.

Em todo caso, após aqueles cinco minutos quase que burocráticos de reencontro por uma culpa compartilhada típica dos casais cansados, é verdade, a cerveja amarga artesanal que trouxe na bagagem fez muito sucesso entre nós, com o risoto de *shimeji* e *mignon* que Diego preparou. Finalmente, algo apreciado por mais de cinco minutos por nós. Garanto que, ao menos, a cerveja era *from* Chicago.

*

Laurinha: — Em 2015, já estava tudo péssimo entre a gente.

Isabel: — Ninguém fazia ideia de que eles estavam se separando.

Lívia: — Ela só precisava de uma história.

Doutor Luizinho: — Em dezembro de 2017, você passou na consulta com o doutor Pedro. Aí você foi atrás dos laudos para fazer a cirurgia.

Olívia: — Calma, ela não falou de três coisas que fez.

Laurinha: — Já esqueci o que eu estava falando.

Lívia: — Fez a Olívia correr atrás do doutor Pedro no estacionamento.

Olívia: — Acredite, ela me fez correr atrás do doutor Pedro no estacionamento no hospital.

Doutor Luizinho: — Como assim?

Laurinha: — E você não fez o serviço direito.

Olívia: — Eu lá ia saber que o carrão importado estava na praia.

Laurinha: — A Olívia viu que ele tinha um carro de gente como a gente. Eu pensei, beleza, *"Não é um otário que anda de carrão por aí se exibindo"*.

Lívia: — Aí a comunista ficou interessada. Uma tonta!

Laurinha: — Se eu soubesse do Porsche, nem insistiria nessa história.

Doutor Luizinho: — E no Instagram o que tinha?

Laurinha: — É, doutor, você bem que gosta de uma fofoca também.

Lívia: — Nada de redes sociais.

Olívia: — Fizemos o maior mapeamento lá no hospital. Chamei minhas colegas da enfermagem, fuçamos várias redes sociais dos médicos, nada do doutor Pedro.

Laurinha: — Ele só melhorava, não tinha redes sociais.

Isabel: — Uma doutora se prestar a esse papel. Uma vergonha!

Olívia: — Vai vendo... Ela tinha analisado a tese...

Laurinha: — Os agradecimentos da tese. Eu não sou burra. Decidi que a mãe dele e suas irmãs me escolheriam, havia uma dedicatória carinhosa para elas.

Doutor Luizinho - Escolheriam, como assim?

Laurinha: - Escolheriam para... Você sabe...

Doutor Luizinho - Não entendi!

Laurinha: - Eu seria escolhida para tipo casar com ele.

Doutor Luizinho: – Será que alguma paciente já pensou isso de mim?

Laurinha: – Sei lá, no meu caso não deu certo, a família inteira manja de Freud.

Lívia: — Tudo isso porque foi enganada pelo carrinho popular.

Laurinha: — Culpa da Olívia.

Olívia: — E fez o psicanalista dar o aval para a meta dela.

Doutor Luizinho: — Futuro psicanalista, coitado.

Laurinha: — Aí eu considerei fazer a cirurgia e comecei a perceber que o nome dele pesava mais do que eu mesma. Nem sabia quem era ele, mas vi na hora que o cara era bom. Bati o olho e vi a história toda. Eu não fazia ideia de que eu tinha essa coisa tão desenvolvida.

Doutor Luizinho: — Que coisa, Laurinha?

Laurinha: — Intuição.

Olívia: — Intuição, é? Falta de uma boa meta!

Laurinha: — Vaca! Isso que você é, Olívia, uma vaca!

Isabel: — Pode parar de xingar sua irmã.

Roberto: — Bel, nossa filha passou por muita coisa. Palavrão libera a tensão!

Laurinha: — Obrigada pela compreensão, pai!

Doutor Luizinho: — É, prima, parece que você agiu mais por instinto nesse caso.

Laurinha: — Até você, moleque?

Lívia: — Qual a diferença entre essas duas coisas?

Doutor Luizinho: — Que coisas?

Lívia: — Instinto e intuição.

Doutor Luizinho: — A Gabi, nossa prima, especialista em Jung, pode explicar melhor. Eu sei que o instinto nasce com a gente, ocorre naturalmente, sem a necessidade de aprendizado. É uma resposta automática a determinadas situações e geralmente está relacionada à sobrevivência e à reprodução. É a natureza animal do ser humano.

Olívia: — Reprodução, escutou?

Lívia: — Entendi! A meta que era uma meta.

Laurinha: — Nada a ver isso daí, porque eu nunca quis ser mãe.

Olívia: — Até que esbarrou em um cara meio "véio" fitinha, e ficou louca.

Laurinha: — Vaca!

Doutor Luizinho: — Já intuição está ligada a ideias ou decisões que surgem de forma súbita. O tal do *insight*. É como se fosse uma espécie de conhecimento que está ali implícito. É inconsciente.

Laurinha: — Viu, falei, eu sou muito intuitiva. Bati o olho e vi a história.

Doutor Luizinho: — Você deu esse rolê todo, mas se sentiu desafiada naquela primeira consulta e ali decidiu que faria a cirurgia.

Laurinha: — Você acha?

Doutor Luizinho: — Eu sei.

Laurinha: — Desde quando médico de família tem conhecimentos das motivações e dos desejos dos pacientes?

Doutor Luizinho: — O que dizer para você, Laurinha?

Laurinha: — Bom, aí eu fui atrás dos laudos.

Crônica 3

QUATROCENTAS CONSULTAS

Logo após passar com o médico cirurgião, em dezembro de 2017, comecei a marcar as consultas com profissionais responsáveis pelos laudos pré-cirúrgicos. Como estava trabalhando em duas faculdades, uma em Campinas e outra em São Paulo, não tinha muito tempo. Aproveitei o período de férias em janeiro para realizar as consultas. A intenção era operar nas férias de julho do ano seguinte, em 2018, como aconteceu. Uma professora da faculdade em São Paulo, vendo minha maratona para agendar as consultas, me chamou de tonta, pois ela conseguiria tudo aquilo facilmente por dois mil reais. Era pagar, ter os laudos em mãos e retornar ao cirurgião. Sem comentários. Bom, eu marquei tudo corretamente. Não lembro exatamente qual foi a ordem das consultas, mas me lembro de cada figura.

Notei que o nome do cirurgião pesava mais do que eu mesma. Comecei a entender que era praticamente um elogio estar ali a mando do famoso médico. Na verdade, ele não me mandou para lugar nenhum. Eu fui marcando de acordo com a disponibilidade dos médicos do convênio, mas percebi que poderia usar o nome do médico a meu favor. Para não me delongar em explicações, comecei a levar abraços do famoso cirurgião que nunca foram enviados. Frases como: "O doutor Pedro mandou um abraço para você", ou "Ele mencionou que vocês já atuaram juntos", em determinado hospital facilitaram os laudos. Não com todos, mas no geral facilitaram.

Chegando à cardiologista, notei pelo nome dos médicos que era uma clínica familiar. Pai, mãe, filha, sobrinho e sei lá mais quem atendiam no mesmo endereço. A jovem cardiologista estava grávida e foi muito afetuosa na consulta. Ela escutou o relato da minha relação com obesidade desde a infância e foi muito acolhedora. Perguntou qual era minha profissão, e conversamos sobre a situação dos professores no Brasil. Seu marido era professor de geografia em uma escola católica aqui do bairro. Ela fez alguns testes, percebi que ficou um pouco em dúvida se daria o laudo de imediato, achou que deveria pedir mais alguns exames. Após titubear um pouco, perguntou se eu tinha certeza, calculei rápido e lancei "Não é seu pai que é amigo do doutor Pedro?". Ela sorriu e, então, assinou tudo que deveria.

O ortopedista era bipolar, com certeza. Um bipolar reconhece o outro! Inicialmente, foi muito simpático e mandou saudações ao médico cirurgião, seu colega de turma da faculdade. Fez alguns testes em meu joelho e entendeu que deveria recomendar a cirurgia. Disse que, se eu estava lá porque o doutor Pedro havia recomendado, ele não tinha muito o que dizer. Só que ele queria dar um laudo impresso do computador, e naquela época o laudo deveria ser redigido manualmente. Delicadamente, expliquei para ele o que a secretária da clínica do doutor Pedro havia solicitado. Nossa, para quê? Daí o homem ficou louco! Mandou outros recados ao famoso colega de turma. Recados que não posso reproduzir aqui. Eu, muito interessada naquele laudo, não sei de onde tirei tanta ponderação. Disse que entendia sua contestação e que certamente ele tinha razão, mas que naquele momento pedia por gentileza que o laudo fosse transcrito manualmente. O homem deu um grande suspiro e, contrariado, fez o laudo. Viram?! Ainda há esperança para mim; quando preciso, sei fazer até mesmo a ponderada!

A pneumologista viu, pela minha data de nascimento na ficha de cadastro, que eu era ariana, assim como ela. Trocamos sérias confidências sobre o quanto era difícil ser desse signo. Ela disse que entendia perfeitamente o fato de eu estar obesa, afinal, era muito difícil ser ariana em um mundo de pessoas lerdas. Disse que também estava gordinha por ser uma ariana muito impulsiva. Fez alguns testes e me deu o laudo, dizendo: "Doutor Pedro sabe o que faz".

Com a endocrinologista, minha conhecida de longa data, a história foi diferente: comecei perguntando de seus filhos. Como professora, mesmo que não queira, sempre guardo na memória a escola em que as crianças dos meus médicos estudam e começo elogiando a qualidade de ensino da instituição. As escolas dizem muito sobre o perfil das famílias. Em geral, os olhos brilham quando lanço algo do tipo: "Essa escola é mesmo incrível, une o que há de mais inovador na educação a seguras práticas tradicionais". Essa frase sempre funciona.

Após os corriqueiros elogios, até tentei usar o nome do famoso médico, mas não colou. Também, o que eu queria? O marido dela trabalhava no Einstein, colega do doutor Antônio Macedo, que só tem um defeito: atende paraquedista. Eu só sei que ali precisaria citar o Doctor Now para impressionar. Enfim, com ela a história foi outra. Não consegui o laudo de imediato. Ela receitou algum tratamento novo para eu emagrecer, aquele que envolve injeções na barriga, e resolveu me dar um mês para pensar. Sempre foi muito atenciosa, e achei prudente da parte dela tal conduta.

No final daquela primeira consulta, ela foi bem dramática, abraçou-me, olhou nos meus olhos e disse "Você sabe que pode morrer nessa cirurgia". Eu sabia que estatisticamente isso não acontece com frequência e não me impressionei com aquela frase. Confesso que já estava muito cansada de medicação e não comprei o tratamento indicado. Fiquei um mês comendo mais do que deveria, pois, de um jeito ou de outro, operaria. Eu tinha uma meta, afinal de contas. Voltei à consulta com alguns quilos a mais e disse que estava decidida a fazer a cirurgia. Ela fez o laudo.

A psicóloga foi a mais bem-humorada do rolê e foi empatia à primeira vista. Chamou minha atenção o fato de ela ter esculturas de bonecas gordas no consultório. Achei simpático. Também acolheu minha história de obesidade desde a infância. Ela me fez responder um longo questionário. Confesso que fui bem cara de pau nas respostas. Não fui nada honesta, para falar a verdade. Omiti, sobretudo, meu descontrole com gastos. Lembro como se fosse hoje, ela me perguntou algo do tipo: "Você compra coisas em excesso?" e respondi um "sincero": "Não, imagina, sou bem ponderada". Também não disse que religiosamente bebia, ao menos, uma taça generosa de vinho por dia, quando chegava à noite esgotada da faculdade. Fiz merda, deveria ter sido mais responsável e dito a verdade, mas como ser uma boa doente?

A querida nutricionista!

Para minha nutricionista, dedico vários parágrafos. Em meu tempo de obesa, meu ano era segmentado em dias de descuido e dias de cuidado com a alimentação. Nesses dias de cuidado, a regra era clara: comer a cada três horas alimentos saudáveis. Em dias de descuido, a regra também era clara: excesso de trabalho e aquela sensação de merecimento de algum prazer. O que há em comum entre as pessoas obesas? Não chega a ser mau caráter, mas, provavelmente, um aspecto que a maior parte dos obesos carrega é a falta de vontade de seguir regras. Aliás, quem gosta de seguir regras impostas? Porém, há uma diferença gritante: algumas vezes, deixamos que nos pautem. Aí é tão importante encontrar pessoas que nos pautem com competência!

A nutricionista que me foi recomendada pelo cirurgião conseguiu esse feito. Eu já era versada em nutricionistas e endocrinologistas. Das primeiras, na maior parte das vezes, recebia uma dieta tirada de uma gaveta qualquer. Como pode você atender o dia inteiro pessoas diferentes e considerar que todos devem seguir o mesmo ritual? Sem contar aqueles suplementos caríssimos que nos mandam comprar. Dos segundos, alguns até gordinhos, conseguia a receita de sibutramina. É claro que havia alguma variação. Alguns dos endocrinologistas até que davam uma atenção adequada, como aquela que consultei antes da cirurgia.

Eu, realmente, não entendo por que alguns profissionais insistem em atender pelo convênio. Insatisfeitos, só lhes falta reclamar aos pacientes como ganham pouco da rede que nos assistem. Se vão atender pelo convênio, pois que não reclamem. Aliás, ganham um pouco bem relativo, considerando o tempo que as consultas costumam durar. Na área da educação, meu raciocínio é simples. Algumas redes pagam um absurdo de tão pouco; logo, procuro atuar em outras circunstâncias. Como disse, ainda que o propósito deste livro não seja instrucional, não é preciso uma análise criteriosa para compreender que dietas prescritas ou receitas médicas sem uma análise criteriosa são pouco efetivas.

O fato é que, na consulta com a doutora Júlia, que vale o quanto pesa, finalmente recebi uma rotina alimentar adequada à minha realidade profissional e pessoal. A conversa começou com a descrição de minha rotina. Em seguida, ela explicou como deveriam ser o pré e o pós-operatório. Finalmente, estava diante de uma profissional atenta à rotina específica de quem estava do outro lado da mesa. Alguém que me pautaria com competência pelos próximos anos.

O que estou chamando de competência? No caso da nutricionista, alguém que mobiliza conhecimentos atualizados de sua área de atuação, habilidades para compreender o paciente que está assistindo e, claro, empatia — aquela capacidade de se colocar na pele do paciente obeso. Ela foi muito parceira durante todo o processo, ligando quando necessário, acompanhando e sempre se preocupando com meu bem-estar.

*

Isabel: — Ninguém percebeu que você estava louca!
Roberto: — Bel, nossa filha não estava louca. Só não estava em um bom momento.
Laurinha: — Obrigada por me defender, pai.
Doutor Luizinho: — Interessante que a médica que já te conhecia foi a mais prudente e te deu tempo para pensar.
Laurinha: — Mas eu estava esgotada de tanta medicação sem resultados.
Doutor Luizinho: — Você não acha que faltaram mais profissionais que conhecesse há mais tempo?

Laurinha: — Entendi seu ponto, tipo um agente de saúde do postinho?

Doutor Luizinho: — Palhaça.

Olívia: — Tinham que ter dado remédio para cabeça, isso sim.

Lívia: — Ah, vocês não lembram! Ela sempre deu um jeito de conseguir o que queria nos consultórios.

Crônica 4

TALVEZ ALGUMA DEPRESSÃO, O PRIMEIRO SALÁRIO E O PRIMEIRO TARJA PRETA

Era por volta das cinco horas da tarde, quando Lívia, Olívia e eu voltávamos do clube, caminhando em uma longa e movimentada avenida da cidade. Eu tinha cerca de meus 14 anos e elas, 13. Tínhamos acabado de treinar no time de vôlei. Eu estava muito insatisfeita e aborrecida com meu desempenho. Está certo que havia um sentimento de que "tudo bem" por parte da técnica e de minhas colegas – afinal, era preciso mais uma jogadora no banco de reservas para a inscrição no campeonato regional. Para me incentivar, viviam dizendo que eu estava emagrecendo com os treinos. Ao menor sinal de desânimo, elas insistiam para eu continuar no time. A burocracia tornava todas inclusivas.

Ao retornarmos para casa naquele dia, minhas irmãs e eu resolvemos parar na farmácia para verificar nosso peso. Lembro que fazia muito tempo que não me pesava. Eu já havia criado o hábito de fugir da balança. Lembro como se fosse hoje os algarismos que compunham o valor de 78,8 kg que apareceram na balança digital do estabelecimento. Em minhas costas, notei que Lívia espiava o valor marcado na balança. Seus olhos castanhos claros estavam arregalados. Magra que era, não disse nada e, por alguma solidariedade, ficou em silêncio. E nem me contou qual era, afinal, seu peso, que ficava a cada dia mais bem distribuído em seu corpo de menina arteira que virava mulher. Eu sabia que não comentar algo, especialmente isso, era muito difícil para ela. Com alguma compaixão, já nada típica entre nós, quando desci da balança, ela colocou a mão em minhas costas e disse: "Tudo bem, você vai emagrecer". A aparência começava a ser uma preocupação entre nós, preocupadas em quando daríamos nosso primeiro beijo. Eu lembro de ter dito para minhas irmãs: "Não falem nada para ninguém, vocês não têm nada com isso".

Ao continuarmos nosso caminho, meu entorpecimento era tamanho que tropecei, caí com tudo e ralei meu joelho na calçada. Até hoje tenho a cicatriz. Minha primeira cicatriz de tantas outras milimetricamente planejadas. A cena parecia saída de um conto de Clarice. Eu era uma adolescente gorducha, emburrada, atrapalhada, com o cabelo volumoso todo despenteado, vestindo uma blusa creme, gola polo de adulto, tropeçando e, agora, com os joelhos ralados. A joelheira – descida no tornozelo, sem a menor utilidade, estava pouco usada, pois não havia agilidade nem para cair durante os treinos – agora estava ensanguentada. Dessa vez, Lívia e Olívia não se contiveram. Deram muita risada!

Em seguida, observando a fragilidade em que me encontrava, elas telefonaram do orelhão da avenida para nosso pai e contaram, em primeiríssima mão, quanto eu estava pesando. Lívia dizia: "Pai, você não vai acreditar? Agora você não é a pessoa mais pesada da família. A Laurinha está pesando quase 80 quilos". Em seguida, contaram que eu havia caído de madura na rua após saber meu peso e que meu joelho direito sangrava muito. Não sei o que ele estava fazendo, só lembro que ficamos na praça esperando ele chegar de carro para nos buscar.

Em silêncio – eu deveria estar atrapalhando algo importante no trabalho –, meu pai nos levou até a casa de minha avó, que me ajudou a higienizar e tratar o machucado. Afeto mesmo encontrei nos bolinhos de chuva que ela fez.

Em razão desse quadro de obesidade, resolvi tomar uma providência. Era final do nono ano na escola, antiga oitava série, estava engordando bastante. Eu estava muito triste, pois teria que mudar de escola. O garoto por quem estava apaixonada gostava de uma das minhas melhores amigas. Em nome de uma suposta conversão de Adriano ao protestantismo, embora não gostasse dele, Gabriela, minha amiga, aproximava-se cada vez mais dele.

Para conquistar minha amiga, Adriano aproximou-se de mim. Um dia, "matando" aula juntos, contei o quanto ele me irritava e que gostava dele. Não sei bem por qual razão, até hoje Adriano fica sem graça ao me encontrar por aí na cidade. Talvez eu o tenha assustado com minha sinceridade. Após mais de 20 anos, o susto ainda não passou. Eu me divirto com o desajeito dele quando nos encontramos.

Aos 14, por fim, estava arrasada por ter que mudar de escola e por não ter o afeto de Adriano. Decidi que algo precisaria ser feito. Em casa, os assuntos eram tratados de maneira prática. Aliás, os assuntos não eram tratados. Feliz ou infelizmente, meus pais não tinham recursos para aliviar nossas tristezas. Aceitei que não dava para o time de vôlei. O "aceita que dói menos" parecia ser melhor. Aos poucos perdia o gosto pela escola que tanto me havia dado prazer até a antiga oitava série. Conversei com meu pai e comecei a trabalhar na serralheria do meu avô, que meu pai começava a assumir. Era tempo da torta progressão continuada no estado de São Paulo. No contraturno da escola do ensino médio, que levava de qualquer jeito, eu fazia o serviço de escritório: limpava, agendava orçamentos e atendia aos clientes.

Quando recebi meu primeiro salário, cerca de 600 reais, o que correspondia praticamente a um salário-mínimo da época, uma ideia me ocorreu. Havia escutado minha tia contando dos remédios tarja preta que emagrecem rapidamente. Peguei as páginas amarelas e procurei pela letra E. Liguei para um dos poucos anúncios de endocrinologista. Cresci com minha mãe me levando a esse tipo de especialista. Para que meus pais não soubessem, "matei" aula e fui pela manhã, no período da escola.

O consultório ficava no centro da cidade em um prédio velho. Ao chegar fiquei intimidada com as paredes azuis brilhantes da recepção no térreo. O ambiente da portaria era frio e inóspito. Subi até o andar, andei por um extenso corredor e só lembro que o consultório do tal doutor das páginas amarelas era um dos últimos.

Bati à porta e escutei o interfone. Disse que estava ali porque tinha uma consulta. A secretaria confirmou meu nome, e aquele barulho de destrava se fez. Fiquei intrigada com tamanha segurança daquela porta e grades de ferro.

Eu era a única paciente. Pela primeira vez, não havia espera na antessala de um médico. Sem titubear, peguei uma nota azul e paguei o valor de cem reais pela "consulta", fui logo anunciada e entrei no consultório. Nos minutos seguintes, jogamos um jogo previsível. Ele sabia que eu estava ali pelo poder que ele tinha de me dar uma receita. Ele parecia saber que estava tão somente vendendo uma receita para uma menina de 14 anos.

Lembro que ele fez algumas perguntas sobre minha rotina. Contei que estudava pela manhã e trabalhava à tarde em um escritório. Ele perguntou meu peso. Devo ter respondido alguns quilos a mais. Ele até tinha uma balança em sua sala, mas aquele jogo era tão enfadonho, que não se deu ao trabalho de pedir para eu me pesar e disse que eu deveria ficar mesmo triste com aquela rotina e que era normal tomar remédios. Eis que sacou seu talão azul. Era tudo azul naquele dia. As paredes geladas, a nota de cem reais, a receita de femproporex. Tentava iniciar ali minha relação com as tenebrosas pílulas mágicas.

Sai do consultório e mal acreditava como havia sido fácil conseguir aquela receita. Fui até a farmácia e comprei sem a menor dificuldade a medicação. No entanto, essa relação haveria de ser interrompida pela falta de privacidade. Meus pais nunca foram, por assim dizer, respeitosos em relação a isso. Ao encontrarem o remédio na minha mochilinha preta, deram um escândalo.

Ligaram para o doutor Alberto, médico de confiança da família, que explicou as consequências daquela medicação. Consumida pela vergonha, tive que devolver à farmácia a caixinha de remédio.

*

Doutor Luizinho: — Curioso, mais uma vez, a figura de um médico de confiança nessa história para salvar o dia.

Laurinha: — É que esse médico é de confiança. Um gastroenterologista que corta gente.

Doutor Luizinho: — Engraçadinha. Aí você esqueceu os remédios para emagrecer?

Olívia: — Vai achando. A maior viciada da história em sibutramina.

Doutor Luizinho: — Quando começou a tomar sibutramina?

Laurinha: — No primeiro ano de faculdade.

Doutor Luizinho: — Que ano era isso?

Laurinha: — Deixa eu pensar, minha matrícula começa com 06, quer dizer, comecei em 2006.

Lívia: — Nossa, ficou viciada nisso daí durante a faculdade.

Isabel: — Como a gente não sabia? Você morava aqui na época de faculdade.

Laurinha: — Já estava mais esperta, né? Eu colocava nos potinhos de vitaminas que dizia que serviam para estudar. Errada não estava, acabava que serviam para estudar também, só que não eram vitaminas inocentes.

Crônica 5

FACULDADE E SIBUTRAMINA

Laurinha: — Oi, doutor! Tudo bem?

Endocrinologista: — Tudo bem, e você?

Laurinha: — Tudo bem, também.

Endocrinologista: — O que te traz aqui?

Laurinha: — Ah, doutor, como pode ver, preciso emagrecer.

Endocrinologista: — Como é sua rotina?

Laurinha: — Eu trabalho e estudo. Faço caminhadas, e a alimentação não anda lá muito balanceada. Adoro um bolinho com café no meio da tarde.

Endocrinologista: — Vou pedir alguns exames de sangue, mas já podemos entrar com medicação e balancear melhor a dieta. Veja essa pirâmide alimentar.

Dores nas costas, boca seca, insônia, constipação e apetite reduzido. Contava meus 20 anos quando conheci a sibutramina. Escutei uma amiga na faculdade contar que havia emagrecido consumindo o tal do remédio. Ah, não deu outra! Precisava daquelas pílulas! Decidi marcar endocrinologista, sabia que não cairia bem chegar pedindo sibutramina, afinal, correria o risco de não conseguir.

Durante os quatro anos do curso de Pedagogia, trabalhei e estudei. Concluí a graduação sem grandes dificuldades, mas havia um "porém" do qual não me orgulho. Como já contei, naquele tempo, acima do peso, descobri a sibutramina. Aprendi com facilidade a conseguir receitas dos endocrinologistas para consumir esse remédio. Chegava ao consultório e contava sempre a mesma história de que estava ansiosa com o trabalho que realizava na universidade e com a faculdade e que havia engordado dez quilos no último ano. Nada disso era mentira.

Por alguma razão, o remédio me deixava mais disposta, acordada e atenta. Logo no segundo ano de faculdade, já começava a traçar as estratégias sobre como cursar rapidamente a pós-graduação. Eu notava que meus colegas, quando saíam da faculdade, logo após a graduação, tinham muito dificuldade em conseguir ingressar no concorrido mestrado. Ansiosa que era, não desejava o mesmo. Queria sair de lá doutora. Logo, meus dias eram dedicados à iniciação científica.

Meu trabalho de conclusão de curso foi considerado excelente. O problema é que foi realizado sob o efeito da sibutramina. Se tivesse uma espécie de exame *antidoping*, certamente seria pega. Eu acreditava que estava tentando emagrecer com aquela medicação. Não fazia ideia das minhas questões de saúde mental, embora nessa época já tivesse acompanhamento com psicóloga, que nunca indicou qualquer quadro psiquiátrico.

Os anos passaram, finalizei a graduação e ingressei na pós-graduação. Praticamente emendei a graduação com o doutorado. Com mais ou menos frequência – tudo isso com auxílio de medicação, conquistada nas consultas de dez minutos do convênio. Que fique claro que não me orgulho de meu *doping* contínuo.

*

Doutor Luizinho: — Quer dizer que você consumiu sibutramina durante quantos anos?

Laurinha: — Uns 12 anos mais ou menos.

Doutor Luizinho: — Chegou a consumir algum outro remédio nesse período?

Laurinha: — Ah, sim, fiz durante um bom tempo tratamento para rosácea.

Doutor Luizinho: — Com o quê?

Laurinha: — Tetraciclina que os dermatologistas passavam.

Doutor Luizinho: — E eles passavam probióticos?

Laurinha: — Jamais escutei sobre isso no consultório dos dermatologistas.

Doutor Luizinho: — Como era esse tratamento?

Laurinha: — Eu não fazia ideia da bomba que é antibiótico. Eu fazia o tratamento, melhorava. Descontinuava. Aí piorava e pegava mais receitas em outras consultas. Nunca fui boa paciente.

Doutor Luizinho: — E, na paralela, você consumia a sibutramina para emagrecer.

Laurinha: — Sim, até que cansei dessa vida de remédio para emagrecer. Resolvi dar um jeito.

Doutor Luizinho: — O que você fez?

Laurinha: — Diego e eu resolvemos colocar a mão no bolso e gastar com a nutricionista do momento.

Doutor Luizinho: — Resolveu?

Laurinha: — Uma idiota que não suportava gordo e que me mandou reduzir drasticamente carboidrato. Quase morro de tontura!

Crônica 6

A NUTRICIONISTA DA MODA E A DIETA *LOW CARB*

No final de 2016, as coisas continuavam estranhas entre Diego e eu. Sabíamos que precisávamos mudar nossos hábitos, nossa relação... Quem sabe emagrecendo? Quem sabe praticando algum esporte? Quem sabe maneirando no vinho? Resolvemos começar por nossos hábitos de alimentação.

Como se a vida já não fosse desafiadora o bastante, Diego chegou com a indicação de uma dessas nutricionistas da moda. Um rapaz da empresa na qual ele trabalhava havia recomendado a nutri *influencer*. Desde o começo soube que era nutricionista esportista e, apesar de não ser nenhuma atleta de alto rendimento, disseram na academia que eu precisava de uma, pois ela supostamente resolveria a questão do emagrecimento. Por fim, resolvi ir à nutri dos esportistas da cidade e pagar o preço.

Quando chegamos, fomos recepcionados com um tom firme. Ela explicou que seu foco era nutrição esportiva. Diego já foi logo contando sua rotina excessiva de treino. Eu, tímida em relação à minha rotina de esportes que envolvia mais café com pão de queijo na lanchonete da academia com as amigas do que esporte de alto rendimento, contei que fazia aulas de ginásticas aeróbicas. Diego fez questão de lembrar que minhas aulas prediletas eram as de Zumba. Com cumplicidade, os dois riram.

Estaria sendo injusta se não reconhecesse a competência da tal nutri no que se propõe a fazer. Conversamos por cerca de duas horas. No momento da bioimpedância, exame que mede a composição corporal de uma pessoa, veio a constatação de que eu estava com 110 quilos, sendo mais de 40% de gordura. Saímos da consulta com uma infinidade de suplementos e quase nada de carboidrato na dieta.

Como eu frequentava a academia pela manhã, a indicação era de que eu fizesse atividade física sem me alimentar. Óbvio que isso durou alguns dias! Lembro de ter seguido aquela dieta *low carb* com mais ou menos rigor. Sentia-me fraca com a pouca ingestão de carboidrato.

Não foram meses fáceis, eu tinha começado a trabalhar em São Paulo. Havia dias que precisava almoçar praticamente enquanto dirigia na Rodovia dos Bandeirantes. Lecionava em duas faculdades privadas, pela manhã em Campinas, à tarde e à noite em São Paulo.

Em abril de 2017, quatro meses depois, no retorno com a nutri, havia emagrecido oito quilos. Diego, por sua vez, perdera 20 quilos. Vejam, eu perdi oito quilos! Nada mal para quem, na última década, havia consumido tanto remédio. Por um lado, eu tinha consciência de não ter sido a melhor paciente naqueles meses e, por outro, percebia que, dentro das minhas possibilidades de vida, havia feito algo bom para minha saúde.

No retorno, em abril de 2017, a tal nutri se mostrou decepcionada com meu desempenho e me questionou se havia consumido aquela infinidade de suplementos. Eu respondi que nem tudo. Vejam, tinha emagrecido oito quilos sem remédio em quatro meses! E ela mais preocupada em saber se eu havia seguido aquela prescrição de suplementos caríssimos que são indicados sem a menor comprovação de sua eficácia. Porém o que me deixou irritada nem foi isso.

Sabe aquela história de que um olhar vale mais do que mil palavras? O obeso sabe disso como ninguém, sente isso no corpo todos os dias. Nesse caso, não foram apenas olhares de reprovação, algumas palavras também. Naquela segunda consulta, na hora da bioimpedância, precisei tirar a blusa e também o sutiã, pois nele havia um suporte de ferro, e não seria possível fazer o exame usando a peça.

Posso estar equivocada em minha percepção, mas lembro de ter notado um olhar de estranhamento diante de meu corpo. Em seguida, ela disse com seu tom firme: "É por isso que peço para vir de *top* sem suporte, do contrário, é esse o constrangimento causado". De imediato, eu não entendi qual constrangimento. Afinal, ela era uma profissional da saúde, e havia não mais que uma paciente obesa diante dela. Logo em seguida compreendi que, provavelmente, era minha obesidade que a constrangia.

Penso que há diferenças entre afeto e empatia. Eu bem sei que muitos pacientes procuraram afeto no lugar errado. Nenhum profissional deve ser obrigado a dar afeto ou virar amigo de seus pacientes, clientes ou alunos. Empatia, capacidade de colocar-se no lugar do outro, é outra história. Ainda que por um período circunscrito em minutos, espera-se escuta, acolhimento e compreensão.

Não sei avaliar se era uma questão mais minha ou dela, mas fiquei incomodada com a profissional que aparentava ter problemas com o corpo de uma paciente obesa. Desisti da dieta *low carb*, o que não foi nenhum sacrifício, e voltei para a sibutramina. Por decisão e responsabilidade minha, passaria os próximos meses dormindo menos do que costumava e com dores nas costas, dois efeitos colaterais do remédio, na tentativa de que dessa vez a medicação me ajudasse mais do que das outras vezes!

*

Laurinha: — Acho que essa foi uma das últimas coisas que Diego e eu fizemos juntos.

Doutor Luizinho: — Aí você pegou os laudos em janeiro e operou em julho de 2018.

Laurinha: — Dei uma boa engordada nesse tempo, entre final de 2017 e metade de 2018. Dava aula de manhã, saía da faculdade na hora do almoço e, quando dava tempo, só fazia comer em restaurantes no Cambuí. Engordei uns sete quilos. Levei a maior bronca do doutor Pedro quando voltei para marcar a cirurgia.

Lívia: — Aí ela apaixonou de vez.

Laurinha: — Palhaça!

Olívia: — Teve que emagrecer para operar.

Doutor Luizinho: — Como foi seu pré-operatório, prima?

Lívia: — Uma vaca... Ela não contou nada para ninguém, nem em que dia operaria.

Olívia: — Não mesmo. Precisei fuçar no sistema do hospital para ter informações.

Roberto: — A mãe dela chorava todo dia.

Isabel: — Não gosto nem de lembrar o que essa ingrata fez com a gente.

Laurinha: — Eu sabia que daria tudo certo. Não pedi nada para ninguém.

Doutor Luizinho: — Mas por quê?

Laurinha: — Fiz direitinho a dieta pré-operatória. Segui tudo que a nutricionista falou.

Doutor Luizinho: — O que ela indicou?

Laurinha: — A princípio foram dez dias de dieta líquida.

Doutor Luizinho: — Foi difícil?

Laurinha: — Eu consegui dar uma boa segurada com o *whey*. Não passei mal, não. Fiquei bem.

Doutor Luizinho: — E o pós?

Laurinha: — Já tinha deixado os caldos preparados congelados, separados em potinhos e prontos.

Doutor Luizinho: — Quanto tempo de dieta líquida?

Laurinha: — Quinze dias de dieta líquida. Deixei tudo no esquema. O Diego estava bonzinho, àquela altura era um *roommate* praticamente – ajudou com as coisas da cirurgia. Também não pedi nada. A mãe dele queria se meter. Cortei na hora.

Lívia: — Laurinha foi uma vaca arrogante.

Olívia: — Prepotente.

Laurinha: — Pai, o senhor vai deixar essas duas falarem assim comigo?

Isabel: — Erradas não estão.

Roberto: — Você bem que poderia ter contado com a gente.

Laurinha: — Intrometidos.

Roberto: — Você não falava nada, mas seu tio acompanhou no sistema do convênio. A gente só sossegou porque ele nos tranquilizou, dizendo que conhecia o médico e que o cara era competente.

Olívia: — Essa arrogante operou.

Doutor Luizinho: — Como foi a cirurgia?

Laurinha: — Tudo dentro do esperado. Eu saí muito em paz do centro cirúrgico. O primeiro pensamento que me ocorreu era de que não era mais sibutramina e que daquela vez daria tudo certo. Para ser bem honesta, eu estava exausta de tomar tanto remédio.

Doutor Luizinho: — Você fez acompanhamentos com a equipe multidisciplinar, certo?

Laurinha: — Tudo direitinho.

Lívia: — Fala a verdade!

Olívia: — Conta logo!

Laurinha: — Com a nutricionista e a psicóloga fazia a independente, a resolvida, a despojada. Lembra os agradecimentos da tese? Precisava fazer estilo *friend with benefits*!

Doutor Luizinho: — E os retornos com o doutor Pedro?

Laurinha: — Desastrosos, ficava nervosa e vermelha. Ele é bem sincero, né?

Doutor Luizinho: — Sim.

Laurinha: — Teve uma vez que ele não aguentou. Disse "Você está muito vermelha", e eu respondi: "É que eu tenho rosácea". Eu não me conformava. Nunca tive medo de nada. Aí ficava desse jeito na frente do cara?

Olívia: — Louca.

Lívia: — Completamente pirada.

Doutor Luizinho: — Finalmente, teve coragem de se separar?

Laurinha: — Separada na prática, eu já estava fazia tempo. Nem sei quanto.

Lívia: — Mas até então vocês dividiam a mesma casa.

Laurinha: — Dividíamos as contas da casa lá do São Conrado.

Doutor Luizinho: — Foi nessa época que você entrou como professora no programa de mestrado para dar aula, não foi?

Laurinha: — Sim, larguei os empregos que tinha nas faculdades e comecei a trabalhar em Ribeirão Preto. Viajava durante a semana, e o Diego ficou vivendo vida de solteiro aqui em Campinas.

Lívia: — Essa é a parte em que ela se faz de vítima.

Olívia: — Como se ela não quisesse uma desculpa para separar de vez.

Roberto: — Só gritava com o coitado.

Doutor Luizinho: — O que aconteceu para você finalmente se separar?

Laurinha: — O Diego entrou no Tinder e pior...

Crônica 7

QUANDO ME DEI CONTA DA SEPARAÇÃO

Já fazia um bom tempo que Diego e eu vivíamos rompimentos e uma crise silenciosa em nosso relacionamento. Entre uma "espécie" de namoro e uma "espécie" de casamento, ficamos juntos por mais de 12 anos. Em nossa pequena e aconchegante casa, localizada em um cenário bucólico afastado da cidade, havia um incômodo silêncio entre nós. No último ano de relacionamento, quando nos encontrávamos após uma semana cheia de trabalho, já não dividíamos o mesmo quarto. Como bons amigos que éramos, era para tomar bons vinhos e comer boa comida em algum restaurante recomendado de Campinas ou São Paulo.

Em razão da rotina de trabalho, eu, como professora universitária em início de carreira que viajava toda semana para trabalhar, e, ele como engenheiro em uma multinacional em Campinas, tínhamos desistido de ter filhos. Aliás, como de costume, eu havia decidido algo em nossa relação. Ao menos, achava que havia decidido algo em nossa relação. Quando questionados por amigos e familiares, dizia que, não havendo tempo para se sentar no chão e brincar com as crianças, não as teríamos por perto. Eu era incisiva em se tratando desse assunto.

De um modo nada democrático, institui que, caso quiséssemos ter filhos, deveríamos nos mudar para o Canadá, onde seria possível ter melhores opções de educação e saúde. No fundo, talvez, essa condição fosse um modo de fazer com que Diego desistisse de uma vez por todas da ideia. Há pouco havíamos recusado propostas de emprego naquele gelado país. Ao longo de 12 anos, Diego não poderia ter tido decisão mais "inteligente", por assim dizer. Em uma de suas poucas decisões durante nosso tempo de casal, ele recusou um emprego no Canadá e me deixou livre para aceitar a proposta de trabalhar na universidade. Porém, como eu estava cansada de viver um relacionamento parcialmente a distância, já que sempre precisei viajar para trabalhar enquanto estávamos juntos, também desisti do trabalho. Só sei que, quando as coisas não iam muito bem para o meu lado, eu sempre lembrava que havia desistido do Canadá por causa de dele. O que não se mostrou verdadeiro ao longo do tempo, já que atualmente, mesmo podendo, não tenho interesse em trabalhar lá.

Diego é muito mais sutil e reservado do que eu. Eu sou a típica ariana: brava, ansiosa e passional, ele é o típico sujeito de Peixes: tranquilo, pacífico e generoso. Com calma e sutilmente, em determinado momento, foi ele quem começou a dar indícios de que queria mais em seu cotidiano. Os treinos de corrida, bicicleta e natação a cada dia eram levados com mais afinco por ele. Com orgulho me contava sobre como havia superado suas metas. Ele tinha um relógio que registrava gráficos, percursos e o tempo de seus treinos. Aos domingos pela manhã, enquanto eu escrevia materiais didáticos, corrigia provas ou revisava artigos, fingia algum interesse naquilo tudo. Na verdade, queria mesmo era saber o cardápio do almoço de domingo que ele prepararia enquanto eu, aborrecida, já tendo começado a tomar algum vinho, beliscava algo e reclamava que estava com os prazos esgotando para entrega de algum tipo de material didático que produzia.

Nesse período, ele deve ter emagrecido uns 30 quilos. Em tom de deboche ou, talvez por alguma intuição, eu dizia que Diego deveria estar mesmo é apaixonado e, certamente, não era por mim. Apenas a oxitocina justificaria tamanho empenho. Um Diego irritante, cheio de autoestima e tomado pela endorfina, dizia que estava apaixonado pela vida. Certo dia, graças à sacola de uma sofisticada loja de doces que me deixou muito intrigada — afinal, Diego não havia dividido finos chocolates comigo — soube que a "vida" era morena de cabelos longos, gostava de açaí e corria pelas manhãs no parque da cidade.

Meu lado pesquisadora sempre foi um perigo para minhas relações afetivas. Apesar de falante, sou melhor como ouvinte e, quando quero, sei me comportar friamente, fazer uma feição de bondade com um olhar equivalente ao de João Paulo II e arrancar qualquer coisa de alguém. Foi praticamente realizando uma entrevista etnográfica que soube que Diego havia comprado finos chocolates para uma colega do trabalho que despertava seu interesse. Contida, fiquei furiosa, não exatamente pelo interesse dele; desejo é desejo, o que se há de fazer? Mas quem compra um presente escondido e não se incomoda em esconder a sacola? Julgava ter escolhido alguém mais atento e que não fosse capaz de subestimar minha inteligência, por assim dizer, para compartilhar a vida. Mais uma vez decidi algo sobre nosso relacionamento. Até então, por gostar da função, tinha decidido que iríamos namorar, fazer nosso documento de união estável, o carro que compraríamos, onde moraríamos, viajar ou não e para onde, onde jantaríamos naquela semana e sobre não ter filhos. Naquela ocasião, decidi que a situação seria entendida como sem importância. Eu "relevei" a história ao ir até a sofisticada loja e comprar o dobro de chocolates que cabiam naquela delicada sacola.

Enquanto Diego emagrecia "graças" ao poder afrodisíaco do açaí e de sua rotina intensa de treinos, eu engordava na estrada que percorria em função de meu trabalho e da rotina de escrever material didático. Não era nenhuma vítima, também cedia às tentações. Havia muitas no caminho: bolos caseiros, capuccino, pão sovado na chapa, misto-quente, broa de milho e toda sorte de farináceos. Aos finais de semana, era tanto belisco ao longo do dia que parecia que meu quadril crescia à medida que os materiais didáticos que escrevia ganhavam volume. A cada fase de livros concluídos, teses ou dissertações revisadas, artigos publicados, duas situações: um número a mais no manequim e, consequentemente, uma consulta ao endocrinologista para "pegar" receita de sibutramina. Sem contar que, apesar de fazer um bom dinheiro nessa fase, todo mês estourava os limites dos meus cartões de crédito em restaurantes, bares e roupas... muitas roupas... roupas enormes.

Quando fiz a cirurgia bariátrica, o fim oficial de nosso relacionamento era uma questão de tempo, pois na prática já havia terminado. Após a cirurgia, não haveria qualquer possibilidade de retorno, pois comer, tomar bons vinhos e boas cervejas sempre foram aspectos centrais de nossa relação. Essa verdade saltou aos nossos olhos. Isso ocorreu à medida que o "pão nosso de cada dia" não poderia ser consumido da mesma forma, e o vinho não poderia amenizar as dores da rotina. O fato é que, em primeiro lugar, como tantos casais, descobrimos simplesmente que queríamos coisas diferentes em nossas vidas. Em segundo lugar, a comida e a bebida não eram mais os prazeres primordiais de nossos corpos. Ficou evidente para os dois que havia mais a se obter da vida.

Mesmo antes da cirurgia, conversamos, conversamos muito, tentamos mudar alguns aspectos de nosso relacionamento e nos fortalecemos. Na ilusão de constituirmos alguma rotina, eu tive a iniciativa de adotar um pequeno cachorro. Tentamos algumas pequenas viagens. Tentamos mudanças em certos aspectos de nosso relacionamento, como: assistir menos tv, terapia de casal, dar mais importância à vida a dois, trabalhar menos para ficarmos um tempo juntos, rezar... tudo que se diz por aí foi tentado. Na verdade, era eu quem tentava e demorei a perceber que estava sozinha na empreitada. Não sem dor, percebi e decidi que nosso tempo havia passado. Diego, como de costume, concordou. Sem nenhum movimento para tentar mudar minha decisão, em pouquíssimos dias, em uma semana para ser mais precisa, aceitou e foi viver outras coisas.

Na maior parte do tempo, a separação foi levada de uma forma amigável. Diego sempre fez muito mais dinheiro do que eu, por essa razão eu não fiz questão de nada. Meio que por falta de opção, já que eu viajava toda semana para trabalhar, nosso cachorro ficou com Diego.

Em determinado momento, avisamos nossas famílias. Não preciso dizer que nesse instante o caos se instaurou ao nosso entorno, e a cordialidade ficou ameaçada. Alguns dos nossos queriam praticamente um "derramamento de sangue". Recebíamos mensagens diárias de nossas famílias que não acreditavam em nossas razões. Queriam tomar conhecimento sobre possíveis traições.

Em determinado momento, nossas famílias começavam a conversar para entender nossos motivos. Apesar do apoio afetivo que tivemos na maior parte do tempo, em alguns momentos, a especulação foi maior que a solidariedade. Como adultos, decidimos sobre nosso futuro e comunicamos aos nossos pais. Após algumas falas atravessadas que foram trocadas entre os nossos, Diego foi até a casa de meus pais praticamente para expressar a gratidão pelos momentos vividos com eles. Eu também fui à casa dos pais dele para me despedir do convívio.

Ter realizado o feito de uma separação amigável na maior parte do tempo não significou manter o equilíbrio o tempo todo. Como em tantas histórias de separação, foi graças a um extrato bancário que me dei conta de que tal situação havia se consumado. Foi em uma tarde de quinta-feira em que resolvi pagar algumas contas no caixa eletrônico localizado dentro de um *shopping* em Ribeirão Preto. Àquela altura, eu trabalhava como professora em uma instituição da cidade e havia acabado de dar aula no mestrado de metodologia do trabalho acadêmico científico, cujo tema, ironicamente, era "estudo de caso". Antes de começar a destrinchar os boletos diante do caixa eletrônico, resolvi conferir o extrato bancário do mês anterior da conta conjunta que mantinha com Diego. O furor das novas paixões parece impedir o uso racional do sistema bancário.

Notei que o cartão débito, durante um período, foi usado em *pubs* e bares da cidade. Já não era mais surpresa a vida de solteiro que ele levava em Campinas. Diego saía com frequência com seus amigos e estava cadastrado em aplicativos de relacionamento. Eu pensava "cada um vive o luto à sua maneira". Eu trabalhava mais do que nunca, peguei todos os materiais didáticos possíveis para fazer, enquanto ele se divertia e continuava fazendo mais do que eu em termos de salário.

Como trabalhava em outra cidade, pedi um tempo para me organizar e mudar de casa. A separação ainda não era oficial, e era até divertido quando alguém vinha me contar com certo constrangimento que havia encontrado meu "marido" em um popular *pub* da cidade.

Longe de mim ser a vítima da situação, eu bem sabia que, se Diego tocasse a vida, levaria a decisão da separação com mais tranquilidade. Desejava mais que tudo que ele superasse nossa separação. Eu não tinha muita certeza de que ele poderia fazer isso sozinho, sem minha ajuda. Uma doce ilusão essa minha, que até psicanalista ajeitou para ele. Naquele final de relacionamento, a sensação foi de que, enquanto morávamos na mesma casa, eu praticamente assumi de uma vez por todas o papel que há tanto tempo ocupava no nosso imaginário de casal. Como uma mãe, orgulhava-me da superação de Diego, emitia conselhos sobre sua vida afetiva e dava palpite sobre suas investidas.

No trabalho, durante o almoço, dando risada contava para minhas colegas as aventuras de Diego. Elas me olhavam de modo estranho. Eu não deveria estar nada bem, talvez a risada fosse com algum desespero, lembro de uma colega psicóloga me olhando de um modo muito estranho. Ela é uma dessas mulheres experientes e abertas que conhece como ninguém os aspectos psicológicos das pessoas. Cheguei a ficar preocupada comigo quando percebi seu olhar. No entanto, logo em seguida refleti sobre o quanto éramos maduros o suficiente para nos separarmos de modo civilizado.

Mas o que aquele extrato revelou que me deixou louca da vida? Percorrendo aquelas quatro páginas emitidas pelo caixa eletrônico que revelavam descontrole mútuo – meu e dele – com as finanças, observei diversos nomes de estabelecimentos. Inicialmente, havia uma rotina que não me causou qualquer surpresa, Diego estava frequentando bares e *pubs*. Até aí minha única preocupação era se ele estava utilizando transporte por aplicativo para voltar para casa. Em seguida, comecei a observar alguns nomes de restaurantes sofisticados da cidade em que volta e meia eu decidia que deveríamos jantar e despesas que correspondiam ao consumo de duas pessoas. Foi nesse instante que me dei conta: a relação havia terminado de uma vez por todas.

Eu tinha acabado de passar por uma cirurgia bariátrica e sabia que deveria seguir com muita atenção as orientações da minha nutricionista; sem pensar em qualquer trocadilho vulgar, chorei ao saber que Diego estava comendo com outra pessoa em meus restaurantes prediletos. Naquele momento de restrição, segurando aquele extrato com minhas mãos que ainda eram um tanto gorduchas, sentia o gosto do risoto do restaurante da moda mencionado naquele extrato. Assim como o gosto dos *drinks* do restaurante italiano contemporâneo me fez pensar nos inícios de noite que passamos degustando embutidos e queijos.

Ao deparar-me com o registro da minha padaria francesa predileta, em nenhum momento pensei que meu ex-companheiro poderia estar tendo noites tórridas e românticas seguidas por cafés especiais, enquanto eu tristemente passava minhas noites revisando alguns artigos e capítulos de livro. Lembrei mesmo do *pan chocolat* que tanto me fazia falta. Sem contar as memórias que tive ao lembrar do filé *mignon tartare* daquele *wine* bar cujo *sommelier* era uma espécie de guia espiritual de decisões importantíssimas acerca dos vinhos consumidos no local.

Por fim, não poderia sofrer golpe maior se não aquele. Um nome registrado em especial me chamou atenção naquele extrato bancário. Minha cantina predileta havia sido frequentada por Diego e sabe-se quem, sem minha "aprovação". Comecei a lembrar as cestas de deliciosos pães, o prato farto de *fettuccine* ao *funghi* e a generosa porção de *tiramisù* servidos naquele local. Conseguia sentir o gosto do resto de vinho consumido com aquele doce. Naquele local, comemoramos a aprovação de um projeto de pesquisa para realização de meu estágio de pesquisa no Canadá; a finalização do meu doutorado; nossa união estável; o novo emprego de Diego e construímos alguns sonhos. Sem contar que havia escolhido almoçar ali antes de dar início aos dez dias de dieta líquida que antecederam a cirurgia bariátrica. Nem mesmo em solo italiano havia sido tão feliz!

Pela primeira vez desde que nós decidimos pela separação, eu estava desesperada e não sabia o que fazer. Foi quando fiz a maior besteira de todas! Liguei para os pais de Diego dizendo que não merecia passar por aquilo. Disse que eles deveriam corrigir o próprio filho, que estava gastando descontroladamente. Eles demonstraram preocupação, não em corrigir o filho que, segundo eles, estava recomeçando a própria vida, eu não entendia por que estavam preocupados comigo e dizendo que deveria tocar minha vida também.

Após aquela estranha ligação, saí andando pelo *shopping*, chorando copiosamente a ponto de uma senhora me abordar e estabelecermos um estranho diálogo por assim dizer:

Senhora: — Está tudo bem, moça?

Laurinha: — Não, meu marido...

Senhora: — Aconteceu alguma coisa? O que tem seu marido?

Laurinha: — Ele está saindo com outra pessoa.

Senhora: — Você tem certeza que ele está traindo você?

Laurinha: — Não está me traindo. Eu já sabia que ele está no Tinder, na verdade ele nunca foi meu marido. Não é certo falar dele assim. Mas é que ele já levou a outra...

Senhora: — Ele o quê? Já levou a outra aonde?

Laurinha: — Ele...

Senhora: — Calma, moça! Todos os casamentos passam por crise.

Laurinha: — Nunca teve casamento. E acabou de uma vez por todas! Não tem volta. Ele levou a outra no Fellini... No Fellini!!!

Senhora: — Quem é Fellini?

Laurinha: — Meu restaurante predileto em Campinas. Não é justo isso! Ele já está comendo com outra...

Senhora: — Eu não estou entendendo. Você pode continuar indo a esse restaurante com outras pessoas.

Laurinha: — Não posso, por enquanto. Eu fiz bariátrica e passo mal!

Ela continuava sem entender minhas confusas palavras. Por fim, eu estava mais calma. Agradeci seu apoio. Contei uma mentira para a senhora não se preocupar, disse que me encontraria com as minhas irmãs dali a alguns minutos, talvez fosse isso que eu quisesse naquele momento. Minutos depois havia, então, tomado uma decisão: deveria me mudar de uma vez por todas.

Então, comecei a procurar apartamento para morar. Não suportava a história de comida com outra! Não bastou a longa crise, a decisão tomada previamente, nem os quartos separados, precisei me deparar com a realidade dos fatos. Meu restaurante predileto? Não era justo!

*

Doutor Luizinho: — Quer dizer que vocês não viviam mais como casal já fazia um tempo, mas só se deu conta da separação quando ele levou uma outra pessoa ao Fellini?

Laurinha: — Meu restaurante predileto até então, um sem noção!

Lívia: — Só aí que ela resolveu sair de casa.

Doutor Luizinho: — Muitos pacientes que fazem bariátrica têm problema com separação.

Laurinha: — Eu sei, tem pesquisas, inclusive. Mas eu sou da opinião que relacionamentos acabam. O meu era questão de tempo, até que alguém tomasse uma decisão em definitivo.

Doutor Luizinho: — E no seu caso...

Laurinha: — Como de costume, teve que ser eu.

Doutor Luizinho: — Mas você saiu assim de boa? Vocês ficaram 12 anos juntos, não foi isso?

Laurinha: — É, ele sempre ganhou mais do que eu. Não fiz questão de nada.

Doutor Luizinho: — Mas você tinha direitos?

Laurinha: — Sei lá, não fazia sentido, eu sempre trabalhei.

Lívia: — Só se ela precisasse ou tivesse filhos.

Olívia: — Só se fosse pensão escova, bolsa, sapato.

Laurinha: — Palhaça!

Olívia: — Aí ela se mudou e resolveu virar baladeira.

Lívia: — Vai vendo. Conta por que virou baladeira.

Laurinha: — Não preciso contar essas coisas, não!

Doutor Luizinho: — Prima, meu papel não é julgar você. O que aconteceu?

Laurinha: — Eu trabalhava em um programa de mestrado no Centro Universitário Moura Lacerda Campus, em Ribeirão Preto, e era professora colaboradora da estadual aqui na cidade.

Lívia: — Esse detalhe é importante.

Olívia: — Verdade, você não imagina o que ela fez.

Lívia: — Antes de virar baladeira.

Laurinha: — Não vou contar nem a pau.

Roberto: — O que você fez, filha?

Doutor Luizinho: — O que fez, prima?

Laurinha: — Algumas pesquisas.

Lívia: — Ela deu um jeito de saber o ascendente astral do doutor Pedro.

Olívia: — Foi um absurdo, você deveria ser presa por causa disso.

Laurinha: — Não fiz nada de ilegal. Minha senha de professora colaboradora dava acesso.

Doutor Luizinho: — Acesso a quê?

Laurinha: — A todos os documentos do doutor Pedro.

Doutor Luizinho: — Como assim?

Laurinha: — Eu queria saber o signo do doutor Pedro, não sou burra, né? Queria saber se daria certo com Áries.

Doutor Luizinho: — Aí deu um jeito de saber a data de nascimento?

Laurinha: — Pior, você ainda não entendeu? Minha senha dava acesso a todos os documentos do cara!

Doutor Luizinho: — Como assim?!

Laurinha: — Um absurdo, uma professora colaboradora ter acesso a todos os documentos de todos os alunos que já passaram pela pós-graduação da universidade. Onde já se viu uma coisa dessa?

Doutor Luizinho: — O que você fez?

Laurinha: — Nada demais, fiquei sabendo o signo e o ascendente astral. Demais, né?

Doutor Luizinho: — O que é isso?

Lívia: — Ela deu um jeito de saber a hora que o cara nasceu.

Doutor Luizinho: — Como assim?

Laurinha: — Certidão de nascimento.

Olívia: — Psicopata! Já viu aquele seriado *You*?

Laurinha: — Empreendedora. Depois, fiquei sabendo que estava construindo a persona. Empreendedora é o nome disso.

Roberto: — Quebra de sigilo.

Isabel: — Nossa filha pode ser presa. Uma doutora presa.

Laurinha: — Intuitiva. Eu mudei para um apartamento no Cambuí e só depois fiquei sabendo que tinha me mudado a alguns metros da casa do doutor Pedro. Eu sou muito empreendedora. Deveria dar cursos.

Lívia: — Mas o endereço era a única coisa que não estava no sistema.

Olívia: — Conta a verdade!

Isabel: — Essa história piora?

Roberto: — O que você fez para saber o endereço?

Laurinha: — Não vou contar essa história nem morta!

Doutor Luizinho: — Não vou julgar você. Confia, prima!

Laurinha: — Não tem validade médica essa história.

Doutor Luizinho: — Estou tentando entender seu quadro.

Laurinha: — Com esse jeitinho seu, vai arrancar qualquer coisa da minha boca.

Olívia: — Fumou maconha pela primeira vez. Ficou chapada!

Lívia: — A primeira doutora da estadual que defendeu uma tese sem nunca ter fumado maconha na vida.

Laurinha: — Vacas!

Isabel: — Operou e virou uma doutora maconheira? É isso?

Roberto: — Você é minha filhinha doutora! Não pode viciar nisso aí, não.

Doutor Luizinho: — Pode contar, Laurinha!

Lívia: — Fala logo!

Laurinha: — Talvez, talvez, eu tenha fumado um baseado. Não lembro direito, onde é que era?

Lívia: — Na casa da Pâmela.

Olívia: — A Cris estava lá.

Doutor Luizinho: — Quem é Cris?

Olívia: — Uma amiga nossa que vende carro para um monte gente.

Roberto: — Não vai me dizer que você fez a Cris consultar no sistema de cadastro da concessionária do Paulão? Meu amigo bugrino.

Laurinha: — Talvez, eu tenho pedido para ela dar uma olhadinha.

Isabel: — Uma doutora criminosa.

Laurinha: — Empreendedora. Estava construindo a persona, já falei.

Doutor Luizinho: — Não vai me dizer que você ficou passando na rua da casa dele?

Laurinha: — Você é louco? Até troquei de cabeleireira. Era na rua da minha cabeleireira. Se eu encontrasse com ele, ficaria nervosa. Nem morta. Evitava a todo custo passar por lá.

Roberto: — Não entendo mais nada.

Laurinha: — Não é para entender!

Doutor Luizinho: — O cara não tem redes sociais, e vocês descobriram tudo.

Lívia: — Formou uma verdadeira rede de apoio na cidade.

Olívia: — A doida só sabia dizer que finalmente um cara tinha cortado ela por dentro e fazia a apaixonadinha. Isso porque o médico só fez o trabalho dele. Nem olhava para a ela.

Lívia: — Só que a doida só tem amigas doidas.

Laurinha: — Vocês são duas ridículas.

Isabel: — Não sei como uma doutora se prestou a esse papel.

Roberto: — Acontece, Bel! Nossa filha não estava em um bom momento. Já passou!

Laurinha: — Obrigada, pai! Já passou! Superei tudo! Tudo isso!

Crônica 8

QUEM PRECISA DE REDES SOCIAIS?

Quem precisa de redes sociais, quando se tem amigas? Minhas amigas são as melhores ou as piores, como quiserem interpretar! Até hoje não me conformo que ninguém me disse *"Miga, para que tá feio"*. Quando fiquei toda – ainda me custa usar a palavra – apaixonadinha pelo doutor Pedro, o doutor fitinha, ao invés de alguém apontar minha insanidade, formou-se uma verdadeira rede de apoio na cidade e, pasmem, no litoral.

Eu só sei que, durante um tempo, recebia fotos e mais fotos no meu WhatsApp! *"Doutor fitinha correndo vagarosamente na maratona aqui em Ubatuba"*... *"Doutor fitinha nadando no Circuito dos Mares em São Sebastião"*... *"Doutor fitinha em dúvida se vai tomar café na lanchonete aqui do hospital"*... Dali um pouco, *"Doutor fitinha só olhou o cardápio"*. *"Pão duro, miga esquece, o 'véio' está economizando até com o cafezinho, porra"*... *"Doutor fitinha tomando uma cerveja no bar Azul com uns 'véios'"*... *"Doutor fitinha comendo frutos do mar, aqui no Casquinha bar. Miga, não quero desanimar você, mas olha isso, está acompanhado de uma morena bonitona, mas achei ela um pouco brega. Acho que ela comprou esse vestido verde de cetim na Shopee. Nossa, olha isso, quem ainda usa sandália de amarrar?"*... Pensar que gastei horrores com vestidos caríssimos. Vocês ainda vão entender... *"Doutor fitinha no Pub, está sozinho no balcão, não para de olhar o celular... só trabalha"*... *"Doutor fitinha caminhando na Lagoa do Taquaral. Ele tá meio gordinho para quem faz cirurgia bariátrica"*. *"Doutor fitinha comprando pão e frios aqui na Romana. Notei que ele comprou quatro pãezinhos e 150 gramas de muçarela... Ih, miga, acho que ele está com alguém"*. *"Doutor fitinha com sua mãe, doutora Regina, excelente psicóloga – minha menina tratou hiperatividade com ela – tomando um café aqui no Milano"*.

"Doutor fitinha na feijoada do Seo Rosa"... *"Doutor fitinha no escuta o cheiro com umas moças de shorts e All Star"*... Essa foto em especial me rendeu um laudo de saúde mental... Vocês vão entender... *"Doutor fitinha no pagode da Fazenda Santa Margarida"*. *"Doutor fitinha na Tardezinha"*. Isso mesmo, doutor fitinha é pagodeiro! A que ponto chegamos! *"Doutor fitinha na paioça do caboclo"*...

Doutor fitinha também curte um sertanejo... *"Doutor fitinha rezando"...* *"Doutor fitinha tomando passe aqui no centro da Maria José"...* *"Doutor fitinha orando com a pastora Lurdinha"...* Parece que não sou a única com contatos FORTES! Só sei que eu, claro, ficava bem quieta no meu canto e não aparecia naqueles lugares. Deus que me livre, mas quem me dera... Eu ficaria nervosa... Eu não saberia o que dizer... Minhas bochechas inflamariam... Eu ficaria com cara de assustada.

Tinham também as notícias de atos heroicos... *"Doutor fitinha foi chamado de emergência e salvou o dia aqui no hospital"...* *"Doutor fitinha acabou de sair de uma cirurgia complicadíssima que só ele tem capacidade de fazer"...* *"Doutor fitinha acabou de salvar uma mulher em estado terminal"...* *"Doutor fitinha pegou o paciente, ele mesmo, levou de cadeira de rodas para o centro cirúrgico e resolveu a situação... Miga, investe, o cara é foda"...* *"Doutor fitinha está chorando junto com os filhos do paciente que acabou de falecer.. Miga, fica tranquila, o cara não é psicopata, até chora"...* *"Doutor fitinha cumprimentando o pessoal da enfermagem... Miga, investe, ele é um dos poucos educados desse lugar"...* Triste afirmar que essa situação não é *fake news*... História verdadeira... Humanidade com todos, doutores... Do contrário, tenho que me prestar a esse papel.

Teve uma amiga, muito amiga, uma verdadeira amiga da onça que, escutando toda minha loucura e sabendo que o cara era solteiro graças a essa minha investigação, resolveu investir... talvez eu estivesse superestimando um pouco... talvez... então, Juliana aproveitou que estava gorda e marcou uma consulta com a desculpa de fazer uma bariátrica. A expectativa do encontro era alta, porque o irmão de Juliana fora colega de turma do doutor fitinha na faculdade de medicina, aqui da estadual. Ela achou que essa conexão facilitaria as coisas para o lado dela. Só sei que, quando ela saiu da consulta, recebi um áudio em alto e bom som... *"Eu vou matar você, Laurinha, perdi minha manhã inteira naquele consultório! Você é louca! O cara tá 'véio'! Eu cheguei lá e não aguentei, disse 'doutor Pedro? Você que é doutor Pedro?'... Ele respondeu assustado: 'Sou eu'... Aí se levantou e deu para ver o quanto ele é baixinho... Deve ter a minha altura. Você é uma louca"*. Pensando bem, acho que devo ter exagerado um pouco na minha descrição robusta e vigorosa para Juliana. Sim, exagerei. Só um pouco.

Quanto à Juliana, ela continuou sua busca por um médico para sair... para operar... para sair... para operar... sei lá... Fez bariátrica com outro médico porque ele tinha um Iphone mais recente que o do doutor Pedro... Um critério fundamental na escolha de um cirurgião, por assim dizer... Fístula... Ela teve fístula... parece que o Iphone mega *blaster* não deu jeito nisso daí, não.

*

Lívia: — Engraçado que maratonista você não virou, né?

Laurinha: — Tenho meus limites! Também não virei pagodeira! Na Tardezinha, eu não fui.

Lívia: — Mas bem que Revelação você escuta todo dia!

Laurinha: — Claro, tá escrito! Mete o pé e vai na fé! Tem que manter o *mindset*.

Doutor Luizinho: — Quer dizer que você queria, mas não queria, encontrar o doutor Pedro?

Laurinha: — É... Eu queria, mas não queria... Eu ficaria nervosa, certeza!

Lívia: — Mesmo assim a doida resolveu virar baladeira.

Olívia: — Caiu na pista!

Laurinha: — Ridículas!

Roberto: — Normal, Laurinha precisava se divertir.

Isabel: — Nossa, uma doutora baladeira. Que vergonha!

Doutor Luizinho: — Como assim?

Laurinha: — O universo conspirou para isso daí.

Olívia: — Lembra da Arlene, Lívia?

Lívia: — Verdade, uma figura!

Doutor Luizinho: — Quem é Arlene?

Olívia: — Essa história é boa.

Lívia: — Muito boa!

Laurinha: — Tudo culpa dessas duas.

Crônica 9

ABALADA NA BALADA

Era janeiro de 2019, eu deveria estar na praia, mas estava terminando a produção de um material didático com os prazos estourando. Decidi ficar em casa, então recebi uma chamada de vídeo "pé na areia" de Lívia e Olívia, que estavam eufóricas e bem bêbadas, para falar a verdade, direto de algum quiosque em Ubatuba.

Lívia: — Laura, você não vai acreditar!

Olívia: — Estamos aqui com a Arlene, ela é maior parça do doutor Pedro.

Laurinha: — Como assim, gente?

Lívia: — Escuta!

Arlene: — Você que é a Laurinha? Eu sou a contadora do doutor Pedro, não posso te passar o IR, você sabe como é.

Laurinha: — Fica tranquila, tenho uma amiga que trabalha na receita. Se eu quisesse dinheiro, investiria no João, o maior açougueiro da cidade. Você já viu o preço da carne?

Arlene: — Verdade... Enfim, é bom você saber que o doutor Pedro só pensa em trabalho.

Laurinha: — Eu também. Já pensei em tudo isso.

Arlene: — Outra coisa, não pode pensar em casamento.

Laurinha: — Já estou sabendo disso também. Parece que uma namorada andou fazendo besteira, e o cara ficou traumatizado.

Arlene: — Até isso você já sabe?

Laurinha: — As notícias correm aqui no bairro. Pior que não posso nem contar quem me contou isso, envolve sigilo profissional.

Arlene: — Mas tem uma coisa... Ele é baladeiro! Você precisa começar a frequentar o Grainne's, o Seo Rosa e o Alma.

Olívia: — Anotou, Laurinha?

Laurinha: — Anotado!

Lívia: — Beleza, agora vê se começa a sair de casa.

Laurinha: — É, vamos ver! Não sei se tenho pique para isso.

Olívia: — Se vira!

Lívia: — Já fizemos nossa parte, agora faça a sua!

Aleatoriamente, minhas irmãs tinham encontrado no litoral a contadora do doutor fitinha! Qual a chance? Pois é, estava decidido que o universo conspirava para que eu virasse, qual é mesmo o termo, Baladeira! E começaria pelo PUB citado — Grainne's — o mais famoso da cidade, passando pelo Seo Rosa e o Alma.

Grainne's

Quando adolescente, adorava *rock* e até frequentava alguns *pubs* com identidade falsa. Em especial adorava o *Guns N' Roses*. No ensino médio, as meninas me irritavam com tanto romantismo e dramas amorosos. Talvez pular essa fase tenha sido meu mal. Bom, só sei que naquela época meus melhores amigos eram os piores alunos da classe. Dava super certo, eu coordenava os trabalhos escolares, e todos se saíam bem. Os professores ficavam impressionados com minha capacidade de colocar para trabalhar os mais terríveis. E foi um desses alunos, meu querido amigo Cristiano, que me apresentou a banda do Axl Rose. *Appetite for Destruction* continua sendo o meu álbum favorito! Pensando bem, não sei por que fiquei tão chata. Na faculdade eram só coisas do tipo Chico Buarque, um cara ótimo, mas muito deprimido. Precisei fazer uma bariátrica para perceber como tinha ficado triste ao longo do tempo!

Chamei a Patrícia, uma amiga da academia, para ir ao Grainne's comigo. A Pati é linda e sabe que é. Filha de espanhóis, tem cabelos pretos compridos. Ela faz o maior sucesso por onde passa, mas, assim como eu, é sincerona, e isso costuma intimidar os homens depois de algum tempo. Tipo uma hora depois para ser honesta. Naquela noite de sábado, ela passou em casa para me buscar e, quando viu na portaria do prédio que eu estava trajando um vestido do tipo tubinho acadêmico, fez eu subir correndo e trocar de roupa. Vesti uma roupa mais despojada, usei como vestido uma camisa, não ficou curta, que fique claro, e o recém-adquirido — por razões que ainda não vêm ao caso — All Star.

Por uma dessas coincidências do destino, naquela noite tocava uma banda cover do *Guns N' Roses*. Eu sabia todas as músicas e me diverti como há muito não me divertia! Nada do doutor Pedro, graças a Deus! Eu queria muito encontrar com ele por aí, mas também não queria. Certamente, sairia correndo de nervoso, seria tudo desastroso.

Naquela noite no Grainne's, só sei que, em um dado momento, um rapaz que aparentava ser mais novo do que eu veio puxar assunto. Conversa vai, conversa vem, era como se eu soubesse onde a história daria e não me animei. Joana, a psicanalista intrometida, fala que sou precipitada, mas a verdade é que dificilmente erro. Ele seria mais um desses caras de academia que se importaria com meu excesso de pele. Apesar de ter emagrecido bem, pernas, barriga, seios e braços ficaram flácidos. Tudo, né? Quando ele perguntou se eu fazia academia, minhas suspeitas se confirmaram, e começou a falar de sua rotina de treinos. Quando o cara tentou se aproximar um pouco mais, eu não poderia dizer algo mais inadequado para afastá-lo: *"Desculpa, mas é que você não me cortou por dentro"*. Sem entender nada, o rapaz olhou para Patrícia e perguntou: *"Ela tem algum problema?"*. Minha amiga respondeu: *"Desculpe, mas é que ela passou por muita coisa recentemente, está abalada na balada"*. Era isso, sem mais. O bom é que, sozinha ou acompanhada, volta e meia volto ao *pub* para me divertir.

Seo Rosa

O Seo Rosa é um bar-restaurante aqui da cidade, frequentado por pessoas de várias idades. Eu já tinha ido lá algumas vezes com o Diego, para comer e encher a cara, sem olhar para qualquer direção, a não ser a do cardápio. Solteira, fazendo a rota dos bares da cidade, em busca de encontrar ou não vocês sabem com quem, fui com minhas irmãs.

Didaticamente, elas me ensinaram algumas coisas, como sorrir de volta quando alguém sorri para você. Achei incrível essa ideia de sorrir de volta. Tão simples e tão efetiva. Como não tinha pensado nisso antes? Não preciso dizer que eu já tinha perdido o jeito de como essas coisas funcionam. Na verdade, nunca aprendi. Quando me interessei por Diego, cheguei e falei sem a menor cerimônia. Ele se assustou, mas depois se acostumou com a ideia e demonstrou interesse. No Seo Rosa, parecia uma idiota, achei a ideia tão brilhante que sorria para todo mundo.

Numa dessas, três canadenses que trabalhavam em uma multinacional e estavam de passagem por Campinas vieram conversar conosco. Eu estava me achando o máximo. Finalmente, estava me comportando como uma pessoa normal. Vejam só, até praticaria meu inglês. Também não havia citado nenhum tipo de cortes. Conversa vai, conversa vem, veio a ideia de pagarmos a conta e esticarmos a noite no Grainne's. Eu continuava me comportando normalmente.

Aí tive a "brilhante" ideia de pedir ao garçom que prestasse atenção ao nome completo dos três que apareciam no cartão corporativo. Ele me passou ao menos um dos nomes. Como já disse, Joana — a psicanalista intrometida — diz que sou precipitada, mas a verdade é que, quando tenho uma intuição, é melhor verificar. Fui até o banheiro, rapidamente e descobri uma linda família de comercial de margarina no Instagram do cara. A partir do perfil dele, encontrei os outros dois e mais famílias lindas. Voltei para a mesa e claro que não perdi a oportunidade de fazer palestrinha! Como assim, homens casados sem citarem suas esposas? Homens casados sem mencionarem seus filhos?

Eles ficaram assustados... "*She's crazy*", diziam. Minhas irmãs, que não falam muito bem inglês, entendiam parcialmente a confusão e até hoje dizem que fui conservadora demais. Era tudo amizade. Amizade é uma ova! Sou da opinião de que caras casados devem, pelo menos, informar que são casados em respeito a suas esposas! Uma noite inteira sem citar suas famílias? Me poupe, nos poupe, se poupe... Ah, não me arrependo da palestra! Faria de novo! Eu tenho verdadeiro horror a caras casados que se comportam como solteiros! Claro que combinado não sai caro, hoje está na modinha relacionamento aberto e cada casal que se entenda da forma como convém. Mas, em geral, o combinado é um cara que se sente no direito de sair quando quer e uma esposa que se lasque com os filhos. Não concordo com isso daí! Posso me dar mal, mas não perco a oportunidade de fazer palestrinha quando faz sentido. Uma chata, mas não estou nem aí! Uma chata honesta!

Alma

Paula e Alessandra foram comigo ao Alma, um bar bem descolado com excelente repertório musical. Quase todas as noites em que a casa abre, há uma banda tocando ao vivo. Os estilos musicais vão do *jazz* ao *rock*.

Conheci essas duas amigas no cursinho pré-vestibular, que fiz enquanto escolhia qual curso prestaria; elas se assumem feministas e lutam de fato pelos direitos das mulheres. Participam de coletivos e frequentam os movimentos, ao mesmo tempo que procuram relacionamentos mais estáveis, tão raros hoje em dia. Em geral, os caras não estão na mesma página que elas. As duas também desejam a maternidade e me fazem pensar nas contradições que carregamos. Apesar de todo empoderamento, continuamos carregando sonhos convencionais. Não é nada fácil ser mulher. Apesar de não ver o feminismo como contrário a relacionamentos estáveis ou à própria maternidade, observo a dificuldade de encontrar parceiros que se conectem com todas essas ideias.

Só sei que mesmo elas se rendiam às minhas loucuras, não havia empoderamento no mundo que resistisse à minha falta de noção. Doida que estava, não escondia minha motivação para ir àquele bar da modinha. Eu continuava passando uma vergonha atrás da outra. Vergonha no débito, no crédito e no Pix. Chegamos ao Alma e mostramos a foto de vocês sabem quem para o gerente do estabelecimento, que foi muito discreto e não revelou se conhecia ou não o doutor fitinha. Deu para ver na cara dele que o conhecia. Como já disse, encontrar o doutor Pedro era uma motivação e tanto para sair de casa, ao mesmo tempo que meu desejo mais profundo era não o encontrar. Afinal, sabia que ficaria nervosa.

No dia em que fomos ao Alma, tocava uma banda *cover* do Rappa. Um tipo de música protesto que toca minha alma desde a adolescência. Até minhas amigas deliberadamente de esquerda se surpreenderam com o fato de eu conhecer todas aquelas letras. Eu me gabava, dizendo que minha consciência política fora formada nas ruas. Passei a frequentar aquele bar com regularidade. Lívia e Olívia protestam, dizem que é um bar de gente estranha, mas volta e meia me acompanham. Elas preferem um pagode. Até hoje nada de encontrar com o doutor Pedro, graças a Deus, pois teria palpitações. Ficaria sem saber o que dizer.

*

Laurinha: — Não gosto nem de lembrar dessa fase. Uma vergonha atrás da outra.

Doutor Luizinho: — Pelo menos, você começou a sair de casa.

Lívia: — Nossa, Olívia, lembra aquela festa de gente estranha que ela levou a gente?

Olívia: — Sim, ela deu um *show*, mas um *show* na festa de uns amigos dela. Você não vai acreditar no que a doida fez.

Lívia: — Agora, ex-amigos, aposto, né?

Laurinha: — Ah, gente, eu já superei tudo. Deixa para lá essas histórias. Nem sei direito do que vocês estão falando.

Lívia: — Era a festa na casa de um professor lá da estadual que vinha aqui em casa de vez em quando.

Laurinha: — Santiago. Virou pró-reitor, para falar a verdade.

Olívia: — Verdade, na casa do professor Santiago. Eu só lembro que foi em um sábado, eu saí do plantão do hospital e fui direto depois que vocês me ligaram, morrendo de cansaço.

Lívia: — A gente pensou: *"Vamos juntas lá dar uma força para a Laurinha, quem sabe ela supera essas histórias esquisitas aí"*.

Olívia: — Passamos a maior vergonha.

Lívia: — Eu não sabia onde enfiar minha cara. Pedi desculpas para um professor lá.

Olívia: — Ela conseguiu ser a mais estranha numa festa de gente esquisita.

Lívia: — Só sei que um cara começou a citar um tal de Nice.

Olívia: — A Laurinha deu um jeito de xingar o cara de ateu, começou a dizer que ele só sabia fazer citação e que não sabia cortar uma mulher por dentro.

Lívia: — De novo essa história de corte.

Laurinha: — Nietzsche, o cara era especialista em Nietzsche.

Roberto: — Aposto que minha filha doutora deu uma lição naqueles esquerdopatas ateus.

Laurinha: — Não foi bem assim, pai. Estava um pouco confusa para falar a verdade. Era a primeira vez que tomava vinho depois da cirurgia.

Lívia: — Eu só lembro que ela começou com essa história de cortar mulher, aí o cara foi falar que ela estava lendo muito *Cinquenta tons de cinza*.

Olívia: — Nossa, ela ficou possessa quando o professor falou isso.

Lívia: — Aí ela veio com a história de que conhecia o verdadeiro Christian Grey.

Laurinha: — Isso! Eu falei mesmo. Falei que o Christian Grey daquele livro era um babaca, que fazia a mocinha se adaptar ao que ele queria. Um ridículo e esnobe.

Lívia: — Como é que ela falou?

Olívia: — Veio com uma história de que o verdadeiro Christian Grey tinha 1,69 de altura, estava a poucos metros, no hospital da universidade cortando e salvando gente em pleno sábado à noite.

Lívia: — Muito bem pago para salvar gente, diga-se de passagem. Se eu ganhasse pelo menos um terço para cortar E.V.A., estava feliz.

Doutor Luizinho: — E ele estava operando em pleno sábado à noite?

Laurinha: — Gosta de uma fofoca.

Lívia: — A amiga da Laurinha já tinha mandado foto do doutor Pedro lá no Alma. Naquele horário já estava enchendo a cara também.

Laurinha: — Vocês entenderam meu ponto!

Olívia: — Mas ele é um dos que operam o dia e o horário que for no hospital!

Laurinha: — Vocês acham que eu me interessaria por cara fraco? Que escolhe dia e horário para trabalhar? Que trabalha menos do que eu? Não sou louca!

Lívia: — Que você só trabalha, todo mundo sabe. Que você é louca, também.

Doutor Luizinho: — Pelo jeito você não se deu bem na festinha?

Laurinha: — Entender padrão de comportamento agora é função do médico da família?

Doutor Luizinho: — Até é, mas nesse caso estou querendo dar risada da sua cara mesmo.

Crônica 10

A MAIS ESTRANHA NA FESTA DE GENTE ESQUISITA

Segui corretamente a indicação da nutricionista de que deveria ficar seis meses sem ingerir bebida alcoólica após a cirurgia bariátrica. Como já contei, por alguma razão, aprendi a escutá-la. Passado o período de restrição alcoólica, naquele dia arriscaria uma ou duas taças de vinho, o que virou meia garrafa, para falar a verdade.

Já fazia um tempo que não frequentava as festas na casa do professor Santiago. Como bom português, em suas festas são servidos os melhores vinhos, e ele faz questão de cozinhar o melhor bacalhau, que costuma trazer não sei como ao Brasil. Vai ver compra por aqui mesmo, e eu acredito que vem da terrinha. Quando ele ingressou no concurso na universidade, eu estava no doutorado; fiz questão de mostrar a cidade para ele e contar sobre alguns dos nossos costumes. Acho que fui uma boa professora.

Ainda estava com Diego, e nós o recebemos em nossa casa. Era o único professor que levava aos churrascos na casa dos meus pais; eu sabia que seu posicionamento não seria de torcida organizada, esquerda ou direita. Como previsto, nunca faltou com respeito com os meus conservadores. Escutava com atenção os diferentes pontos de vista, as mais absurdas *fake news* e sabia ponderar as opiniões. Aliás, se tem uma coisa que Santiago sabe ser é um bom político nesses tempos estranhos, tem competência de sobra e aprendeu tão bem as "manhas" que rapidamente virou pró-reitor. Modéstia à parte, fui uma boa professora, como já contei. Este país não é para principiantes.

Quando terminei com Diego oficialmente, o povo da universidade até achou que poderia começar a ter alguma coisa com o tal professor. Só que Santiago era tão nosso amigo, amigo do "casal" quero dizer, que Diego nem mesmo me deu chance, "pegou" o professor primeiro que eu. Enquanto eu revisava alguns dos artigos que publiquei com Santiago, ele virou o amigo predileto de balada do Diego. Fizemos uma "boa" divisão do amigo, eu ficava com o trabalho, Diego com a diversão.

Sei que se existem filas no céu antes de nascermos, eu passei algumas vezes na do azar (ou da sorte, vai saber), não é possível. Numa dessas baladinhas, Santiago conheceu sua atual esposa, Mariana, que virou minha amiga. Ela é ótima. Na verdade, bem diferente de mim, não teria dado certo mesmo comigo. Para ser bem sincera, ela fala pouco e é discreta.

Naquele dia, meses depois da cirurgia, finalmente resolvi aceitar o convite para ir à casa de Santiago. Eu já estava meio alta quando o professor Marcelo, do departamento de filosofia, começou a misturar português com alemão. Uma doutoranda do departamento de educação admirava o professor de tal maneira que era possível escutar seu coração acelerado. A coitada arriscava alguns palpites, prontamente cortados pelo professor doutor em alguma coisa relacionada a Nietzsche.

O professor do departamento de física já estava mais bêbado que todos nós juntos, só balançava a cabeça concordando, enquanto tentava a sorte com a doutoranda do departamento de educação matemática, que fazia que queria, mas não queria, uma enrolada. Desse logo um fora naquele cara chato. Se você não quer alguma coisa, recusa! Aí vão dizer, mas é uma relação verticalizada, um professor e uma aluna. Dois adultos sem a menor credibilidade, bêbados. Agora, se ela dissesse "não", e ele insistisse, eu seria a primeira a mandar ele calar a boca.

Minhas irmãs me acompanhavam. Lívia só me olhou e disse: *"Já deu nossa hora, gente esquisita"*. Olívia, que tinha acabado de largar o plantão do hospital próximo à casa do professor Santiago, lançou: *"Estou morta, quero minha cama"*. Eu, mais interessada no vinho do que em qualquer outra coisa, disse: *"Calma, só mais uma tacinha que tenho direito"*. Deveria tê-las escutado. Aquela uma tacinha foi suficiente para conseguir ser a mais estranha de todos ali presentes.

Também quem mandou? O falante professor Marcelo resolveu invocar comigo. Quando começou a criticar as instituições como a ideia de relacionamentos estáveis, misturou minha separação, minha bariátrica e Nietzsche, dizendo: *"Por exemplo, veja a Laurinha, livrou-se da instituição do casamento, está outra pessoa, emagreceu, passou a ter desejo pela vida"*. Começou a falar coisas desse tipo, eu fiquei puta da vida. Tenho verdadeiro ódio dessa história de outra pessoa. Sempre há aspectos bons e não tão bons. Gorda ou magra, sempre tive desejo pela vida.

Laurinha: — Você acha mesmo que vai me impressionar com essas conversas?

Professor Marcelo: — Nota-se pelo seu olhar que finalmente está se livrando de diversas amarras da sociedade.

Quem era ele para dizer que estava livre? Quem era ele para observar meu emagrecimento? Quem era ele para dizer que pessoas obesas são menos desejosas da vida? Fiquei muito brava!

Laurinha: — Não, não é verdade isso aí. E outra coisa, não acho que Deus esteja morto. Discordo plenamente dessa ideia de Nietzsche. Acredito mais em Deus do que nunca.

Não sei de onde encaixei Deus na conversa. Queria uma desculpa para abordar o assunto.

Professor Marcelo: — Você, que sempre racionalizou tudo? Que sempre calculou todas suas decisões?

Laurinha: — Sim, aceitei que tem muitas coisas que não têm explicações.

Professor Marcelo: — Deixamos de viver plenamente na expectativa de que uma entidade superior que nos salvará.

Em seguida, ele fez mais algumas citações em alemão e em português, criticando as instituições e a figura de um deus. Eu, já embriagada, afinal fazia mais de seis meses que não ingeria bebida alcoólica, em determinado momento não me aguentei e lancei o de sempre, algo que denunciava toda minha loucura.

Laurinha: — Desculpa, mas com tanta citação, você jamais saberá cortar uma mulher por dentro.

Minhas irmãs já se entreolharam, e uma das duas disse: *"Começou, deu nossa hora, vamos embora"*. O professor ficou confuso com minha frase. Quem não ficaria?

Professor Marcelo: — Você quer ser cortada por dentro?

Laurinha: — Eu fui cortada no sentido literal.

Professor Marcelo: — Você está lendo muito *Cinquenta tons de cinza*.

Nesse momento, fiquei ainda mais furiosa com essa referência literária e comecei a falar alto. Fiquei bem ofendida.

Laurinha: — Não estou lendo isso, não. E, para sua informação, o Christian Grey dessa historinha aí é um babaca. Faz a tonta da mocinha se adequar aos desejos deles.

Professor Marcelo: — Você acha?

Laurinha: — Tenho certeza, parecido com você, que quer converter todo mundo ao que você acredita ser verdade. Eu conheço o verdadeiro Christian Grey.

Professor Marcelo: — E como é o verdadeiro Christian Grey?

Laurinha: — Tem 1,69 de altura, está a poucos metros daqui, no hospital da universidade cortando e salvando gente em pleno sábado à noite.

Minhas irmãs só balançavam a cabeça e diziam para eu me acalmar, enquanto eu continuava a palestrina.

Professor Marcelo: — Meninas, por acaso a irmã de vocês está realizando algum acompanhamento psiquiátrico? Parece que pirou de vez!

Lívia: — Desculpa minha irmã, ela passou por muita coisa recentemente, sabe como é?

Laurinha: — E digo mais, quer entender o conceito de além-homem do seu autor aí, vai estudar como funciona a cabeça de um cirurgião, essa gente que corta de verdade.

Professor Marcelo: — O que você quer dizer com isso? De onde ela tirou essa ideia de cirurgia, meninas?

Olívia: — Era melhor não ter perguntado.

Laurinha: — Um cirurgião precisa buscar superar suas limitações todos os dias diante da necessidade de manutenção da vida.

Professor Marcelo: — O que você quer dizer com isso?

Lívia: — Deixa quieto, professor!

Laurinha: — Para ser bem-sucedido em seu trabalho, um cirurgião precisa buscar a excelência, ter criatividade, usar a agressividade para o bem, equilibrar razão, instinto e sentido.

Professor Marcelo: — Não entendi o porquê da gritaria e por qual razão projetar tanto assim em cirurgiões.

Laurinha: — Também não sei direito o "porquê". Devo ter transferido para um médico fitinha aí minhas projeções.

Professor Marcelo: — "Fi" o quê?

Olívia: — Fitinha.

Laurinha: — Cara que só vai em balada de pulseirinha.

Professor Marcelo: — Realmente, você está precisando de um excelente psicanalista. Fitinha, balada, corte, cirurgia, Christian Grey, além-homem, Nietzsche... não estou entendendo nada.

Laurinha: — O problema é meu.

Lívia: — Ela já está fazendo análise.

Laurinha: — Só sei de uma coisa, professor Marcelo, vai estudar direito para entender o que você fala! Só essas doutorandas vão olhar para você enquanto não aprender a parar de fazer citação e conhecer na prática o que são esses conceitos que você fica falando!

Professor Marcelo: — Você não está bem, precisa se cuidar.

Laurinha: — E daí? E você precisa dar uma voltinha no SUS para conhecer umas verdades.

Pronto, tinha dado minha hora! Santiago me olhou, eu olhei para ele, que sorriu e disse: *"Está tudo bem, minha amiga"*. Eu só consegui dizer: *"Foi mal"*. Fui embora constrangida. Não precisava ter gritado daquele jeito. O professor estava inicialmente tentando ser simpático. Eu não precisava ter me ofendido. Definitivamente, estava com problemas. Saímos dali, Lívia estava passada. Olívia, embora cansada, como sempre foi resoluta, teve uma ideia: *"Eu sei muito bem o que você está precisando, vamos resolver hoje seu problema, não quero escutar nunca mais essa história de corte, você vai tirar essa zica de uma vez por todas"*. Saímos dali e fomos a um samba raiz, como Lívia gosta de chamar.

*

Doutor Luizinho: — Interessante essa relação entre a ideia de além-homem de Nietzsche e a de um cirurgião.

Laurinha: — Não é? Dá um artigo.

Olívia: — Mas tem muito médico vacilando também. Eu vejo barbaridades acontecendo todo dia no centro cirúrgico.

Lívia: — Alguns só fazem isso por dinheiro.

Laurinha: — Com certeza tem muito vacilão, nada vocacionado, mas a gente tem que parar com essa história de que ganhar dinheiro é feio. Se organizar, tem para todo mundo, inclusive para os professores.

Olívia: — Você fica com essa história de que foi cortada, mas sabe que pode ter sido um residente, né?

Laurinha: — Não tem problema. Quando você acredita em uma história, a realidade não tem a menor importância.

Lívia: — Não tem jeito.

Doutor Luizinho: — E aí vocês foram ao samba, aposto que no Barbieri?

Lívia: — Lá mesmo.

Olívia: — Na expectativa de que a Laurinha tirasse aquela zica de uma vez por todas.

Lívia: — Demos todas as orientações, proibimos ela de falar de cortes.

Olívia: — Deixamos claro o que deveria e o que não deveria dizer.

Isabel: — Nossa, nunca escutei tanta besteira.

Roberto: — Eu já falei, foi um mau momento apenas.

Doutor Luizinho: — Deu certo?

Laurinha: — O que você acha?

Doutor Luizinho: — Prima, eu aposto que você complicou tudo novamente.

Olívia: — Você entende de padrão de comportamento, pelo jeito.

Laurinha: — Dessa vez, a culpa não foi minha.

Lívia: — Você poderia ter relevado e se divertido.

Olívia: — Não precisava ter arrumado confusão.

Laurinha: — Não tenho culpa se o cara foi otário.

Doutor Luizinho: — O que aconteceu?

Crônica 11

SAMBA DE RAIZ

Nos últimos anos de nosso relacionamento, Diego e eu praticamente havíamos nos dedicado ao exercício da crítica gastronômica. Sufocados pelo cotidiano de nossas vidas profissionais e de nossos problemas de casal, era em restaurantes sofisticados da cidade que encontrávamos satisfação aos sábados à noite. Juntos apreciamos bons vinhos e saboreamos pratos elaborados. Não haveria problema se nossas afinidades terminassem na garrafa escolhida. Até mesmo os pratos principais e as sobremesas costumavam ser diferentes. Volta e meia, eu demonstrava interesse em ir ao *pub* escutar *rock* ou ao samba. Ao menor sinal de desinteresse com meu pedido, ficava aborrecida e não insistia. Longe de mim ser vítima de indiferença que, em alguma medida, era quase como se eu incentivasse esse comportamento.

Depois de alguns meses que decidimos nos separar, passado o luto natural das interrupções que, quando necessárias, nos impomos, e tendo me mudado para meu apartamento, comecei a sair com mais frequência. Nessa fase inicial de retomada da vida social que, até então, na condição de praticamente casada, havia sido mobilizada apenas para gostos e sabores, fui aprendendo a me expressar. Volta e meia, minhas irmãs precisavam realizar espécies de mediações pedagógicas. Eu não sabia me comportar diante de qualquer tipo de abordagem.

Naquela noite de sábado, impactada com minha *performance* na festa em que estivemos anteriormente na casa do professor Santiago, em que voltei com a história de ter sido cortada, Olívia sugeriu que fossemos a um "samba raiz" da cidade. Campinas é uma cidade do interior paulista que, em seus tempos áureos, se destacou na produção cafeeira. A população de escravos foi significativa. Com o tempo, como aprendemos nos bancos escolares, a mão de obra escrava foi sendo substituída pelos imigrantes europeus. Dizer que os descendentes desses grupos convivem de maneira harmoniosa seria um tanto romântico. A cidade tem seus nichos e guetos. As diferenças sociais têm suas próprias marcas, muitas das quais, ainda que de modo não definitivo, são influenciadas pelos tons de nossas peles.

O fato é que, ao serem convidados para uma roda de samba, como Lívia gostava de frisar, "raiz", muitos amigos recusaram o convite pelo estigma de que aquele não era "ambiente". Vários, inclusive da universidade, questionaram o que eu faria em uma roda de samba em um bairro afastado.

Só sei que eu fui, e naquela noite, era tudo novidade para mim. Mal podia acreditar que estava em uma genuína roda de samba. Ao som do batuque, sentia-me tão à vontade que era como se sempre tivesse pertencido àquele lugar. Logo no início, os músicos entoaram a sensual canção "Seu balancê", conhecida pela interpretação de Zeca Pagodinho. Eu conhecia a letra dessa e de tantas outras músicas. Finalmente, estava despretensiosa e descontraída naquela roda. Fantasiada de professora universitária, deveria ser bem estranha aos olhos das outras pessoas, essa é a verdade, mas sentia-me à vontade.

Quando os músicos pararam para um merecido intervalo, foi Lara, uma jovem negra com lindos cabelos encaracolados, que resolveu cantar "Olhos coloridos", conhecida pela interpretação pela Sandra de Sá. Eu fiquei emocionada. Onde eu estava todo esse tempo? O que significava defender a valorização da diversidade cultural a partir dos estudos acadêmicos? De imediato descobri que viver a diversidade é muito mais interessante do que simplesmente falar sobre ela.

Naquele dia, conheci Gustavo, um homem forte, negro, inteligente e ambicioso. Minhas irmãs me apoiaram e disseram que era uma oportunidade e tanto de esquecer vocês sabem quem de uma vez por todas. Parar com a história de cortes. Após algumas conversas, Gustavo me tirou para dançar. Colocou a mão em minha cintura e soltou uma infeliz pergunta: *"Você fez bariátrica?"*. Eu queria matá-lo. Fechei a cara e imediatamente me afastei. Ele pediu mil desculpas, tentou se explicar – disse que a prima ou a irmã, sei lá eu quem também tinha feito –, mas era tarde. Ele viu que havia dito merda, fiquei emputecida com aquela pergunta, a gira mais uma vez não girou para mim.

*

Roberto: — Uma hora tudo se ajeita, filha.
Lívia: — Nós tentamos ajudar.
Olívia: — Explicamos como ela deveria se comportar.

Laurinha: — Quem mandou o cara reparar na flacidez da minha cintura?

Doutor Luizinho: — Essa fase do pós-operatório é mesmo complicada, a expectativa que o paciente tem em relação ao corpo não corresponde à realidade. Daí essa insegurança.

Laurinha: — É que, depois que você faz a cirurgia, o corpo não fica esteticamente dentro do padrão, mesmo. Fica diferente, flácido. Mas veja que o problema não foi meu, eu fiquei com o corpo que fiquei e ponto.

Olívia: — Como sempre, ficou ofendida. Perdeu a oportunidade.

Laurinha: — Na boa, eu acho que o cara que se importa se você está gorda ou magra, com celulite ou sem, sei lá mais eu o quê, é idiota!

Lívia: — É que você antecipa tudo.

Laurinha: — É meu jeito, eu vejo a história toda na hora. Ele teria ficado incomodado com meu corpo, e eu ficaria puta da vida.

Olívia: — Duvido que você não queira fazer as plásticas reparadoras?

Laurinha: — Claro que quero, mas é por mim, não por ninguém.

Doutor Luizinho: — Você continuou o acompanhamento com a equipe multidisciplinar?

Laurinha: — Por um tempo. Pior que você não sabe, um dia esbarrei com outra equipe. Quase me intrometo na conversa.

Crônica 12

SEXTA-FEIRA: O DIA NACIONAL DO PRATO EXECUTIVO ATÉ PARA A EQUIPE MULTIDISCIPLINAR

Fazia algum tempo que não entrava em uma cantina italiana. A última vez havia sido um verdadeiro desastre! Foi quando Rafael, um amigo da academia, me convidou para jantar. Enquanto ele contava sobre custos e operações de sua empresa de polímeros (vulgo embalagens de plásticos), parecendo tentar me impressionar com aqueles termos, *customer experience*, *resources*, *brand management*, que tanto me entediam e estavam presentes no vocabulário do meu ex, me dei conta de que estava tendo um *dumping* daqueles. Já havia comido boa parte do filé *mignon* e, após algumas garfadas do risoto brutalmente amanteigado, estava com uma sensação de peso no estômago, uma sonolência que deixava meus olhos entreabertos e um calor que me fez ter forças apenas para levantar e lavar o rosto no banheiro.

Embora Rafael soubesse que eu havia sido submetida à cirurgia bariátrica, ele não entendeu muito bem, e eu não consegui explicar direito aquele mal súbito que me deixara tão pálida. Talvez ele pudesse entender melhor se eu misturasse o português com o inglês como ele estava fazendo há pouco, mas não me pareceu ser o caso de tanto empenho. Assustado com minha reação, pediu a conta e me levou para casa. Na portaria do prédio, despediu-se com ar de preocupado ou de azarado, sabe-se lá quais eram suas reais emoções. Não me interessava saber, eu só queria mesmo ir para a minha cama na companhia tão somente de minhas almofadas cuidadosamente escolhidas por mim e por minha avó em Serra Negra.

Apesar de meu encontro inesquecível, digo *dumping* inesquecível, eu haveria de tentar entrar novamente em uma cantina. Dessa vez sem nenhuma companhia para não correr riscos, nem mesmo de entalar com a conversa fiada de alguém, decidi almoçar no restaurante mais próximo de minha casa, por coincidência, uma cantina.

Naquela sexta-feira, em razão de uma consulta com a ginecologista, cheguei mais cedo em Campinas após dar um curso pela manhã em uma cidade da região. Ao entrar no movimentado restaurante, por volta das 13h30, escolhi uma mesa pequena e reservada em um canto. Eu só queria comer algo em sossego antes da consulta. O garçom imediatamente me ofereceu um *couvert* que, prontamente, recusei, na certeza de que duas fatias de pães seriam mais que suficientes para meu estômago. Pedi apenas o cardápio.

Quando comecei a ler aquela quantidade imensa de opções, sabia que conseguiria comer um terço do prato que escolheria, o restante pediria para embrulhar para viagem. Passei pelas massas que tanto apreciava. Em especial essa parte do cardápio me trazia memórias, algumas afetivas e outras mais relacionadas ao meu estômago. Àquela altura, a lasanha ainda me lembrava outro *dumping* que havia tido na casa de minha avó. O nhoque me fez rememorar dias nos quais a falecida bisa Marieta nos ensinava a fazer essa massa.

Entre personagens do passado e do presente, lembrei de uma figura muito importante nas orientações das escolhas diárias que faço: minha nutricionista, que felizmente mobiliza grande empatia de minha parte. Então, resolvi priorizar alguma proteína magra. Dentre tantas opções, escolhi ele: o mais triste dos frangos, o filé de frango grelhado e, ainda por cima, troquei a batata frita por legumes ao vapor. Como acontecia com o ratinho condicionado do Skinner, sabia que, quanto mais obediente fosse, menos consequências nefastas eu teria. Era como se não fosse punida, na medida em que me comportasse corretamente. Quando pedi, o garçom parecia não acreditar naquilo, nem eu acreditava que estava em uma cantina pagando para comer frango esturricado na chapa.

Sexta-feira não é um dia muito propício para aqueles cujo estômago grita diante dos excessos. Esse dia da semana poderia ser instituído como o dia nacional do prato executivo. Em diversos restaurantes podem-se encontrar colegas de trabalho que apenas convivem, que se amam no sentido literal ou que se odeiam no sentido figurado, almoçando aqueles pratos enormes das mais diversas variedades. Essa cultura de que cada um pede o próprio prato chega a revelar alguns gostos e predileções, e faz com que, em uma mesma mesa, encontremos a *caesar salad* sentada ao lado do farto parmegiana. É comum, por aparência ou tentativa, que algum obeso coma a salada com Coca zero. Prolifera também aquele tipo magro de ruindade que pede os pratos mais gordos do mundo.

Esperava meu pedido, quando de repente um grupo de seis pessoas se sentou diante de minha mesa. Em razão da proximidade que estávamos e do tempo que levei para comer aquele filé de frango deprimido, acompanhei toda a conversa do grupo e confesso que mais um pouco daria algumas opiniões. Afinal, os termos que usavam eram de meu conhecimento e já faziam parte de meu vocabulário: paciente obeso; *bypass*; *sleeve*; disabsorção; recidiva; grampo; robótica etc. Escutei atentamente e não poderia acreditar, estava em uma cantina comendo frango esturricado, diante de uma equipe multidisciplinar de cirurgia bariátrica, que não era a minha. Procurei nas redes sociais e confirmei minhas suspeitas. Eram muitos os "antes e depois" postados ao lado daquele famoso cirurgião que, naquele almoço, estava acompanhado de sua equipe.

O grupo realizou seus pedidos, os mais gordos e injustos risotos e massas, eles pareciam continuar uma conversa já iniciada em algum lugar. Na dinâmica dos diálogos da mesa, o famoso cirurgião gastroenterologista era o centro das atenções dos demais. Eles comentavam sobre a responsabilidade do paciente ser, por assim dizer, um bom paciente. Óbvio que entendi o que eles queriam dizer, mas sempre me pego pensando como ser um bom doente.

O famoso doutor começou a explicar com entusiasmo o futuro da cirurgia bariátrica e da robótica. Ele destacou que futuramente seu trabalho poderá ser baseado em algoritmos. A inteligência artificial passaria, então, a registrar as cirurgias realizadas para serem aprimoradas. Também dizia que o benefício da cirurgia robótica para o paciente estava na possibilidade de que poderia ser menos invasiva, proporcionando menor dor no pós-operatório, além da redução no risco de infecção e outras complicações, o que ocasionaria um retorno precoce às atividades cotidianas.

Conversa vai e conversa vem, eu estava cogitando pedir alguma sobremesa, eis que a jovem nutricionista começou a falar sobre a incidência de recidiva, o popular reganho de peso, citando os dados de um artigo. Ao escutar a expressão, desisti da sobremesa, e uma figura masculina comentou que ela estava começando a aprender os termos daquele meio e que era muito bom tê-la na equipe. Com um sorriso de constrangimento, ela concordou. Era óbvio que a nutricionista já conhecia aquele termo, do contrário, não saberia sobre dados baseados em evidências empíricas.

Eu quase me levanto e sugiro àquela jovem que ela precisaria ser mais firme com aqueles homens para sobreviver naquela equipe. Nesse momento, lembrei o quanto Júlia, minha nutricionista, me passou credibilidade e firmeza ao longo de todo processo. Duvido que algum homem da equipe seria capaz de falar com ela daquela maneira.

*

Doutor Luizinho: — O papel da nutricionista na bariátrica é fundamental.

Laurinha: — Eu sei, a minha é ótima.

Isabel: — Ainda bem, pelo menos alguém você escuta.

Doutor Luizinho: — E você tem ido às consultas regularmente?

Laurinha: — Depois de tudo, fiquei com vergonha até dela. Foquei mais no tratamento psiquiátrico.

Doutor Luizinho: — Não precisa ter vergonha.

Roberto: — Como é essa história de robótica? Eu já vi alguma coisa na televisão.

Doutor Luizinho: — Tio, a cirurgia robótica é minimamente invasiva porque utiliza os chamados braços robóticos.

Lívia: — Como assim?

Doutor Luizinho: — Ao contrário da cirurgia tradicional, em que os cirurgiões fazem os procedimentos com as mãos, na cirurgia robótica, eles operam a partir de uma estação de controle. Os braços robóticos são equipados com instrumentos cirúrgicos miniaturizados que são inseridos no corpo do paciente por meio de pequenas incisões.

Isabel: — Em quais cirurgias tem sido utilizada?

Doutor Luizinho: — Em vários tipos, como bariátrica, ginecológica, cardíaca, hérnias e outros tipos.

Olívia: — Está chegando aos hospitais.

Laurinha: — Coisa mais sem graça, em vez de cortarem gente de verdade vão jogar videogame.

Olívia: — Santa ignorância!

Doutor Luizinho: — O cirurgião continua no controle de todo procedimento.

Laurinha: — Pelo menos isso.

Doutor Luizinho: — Mas a tecnologia robótica proporciona uma execução precisa.

Laurinha: — Achei sem graça, para falar a verdade.

Lívia: — O quê?

Laurinha: — Isso aí, não vão cortar com as mãos mais.

Roberto: — Evolução.

Doutor Luizinho: — Mas me fala, e com a sua equipe multidisciplinar, como foi?

Laurinha: — No primeiro ano, entre 2018 e 2019, eu frequentei as consultas com a nutricionista, a psicóloga e o cirurgião, a cada três ou quatro meses. Não lembro direito. Só sei que tudo ocorreu dentro do esperado.

Doutor Luizinho: — Como foi esse acompanhamento?

Laurinha: — Com a nutricionista e a psicóloga tudo bem. As vitaminas se mantiveram em um bom nível. Segui as orientações da nutricionista.

Doutor Luizinho: — E com o doutor Pedro?

Laurinha: — Como já falei, um verdadeiro desastre! Eu ficava nervosa, estranha, trêmula, vermelha... Um horror...

Isabel: — Uma doutora se prestar a esse papel!

Roberto: — Acontece, filha.

Olívia: — Eu não me conformo!

Lívia: — Ela fez até pacote de escova no salão para ir nas consultas!

Laurinha: — Não precisa contar essas coisas.

Crônica 13

BRINCANDO DE BARBIE NO CONSULTÓRIO MÉDICO

Depois da cirurgia bariátrica, se não tomarmos cuidado e se não fizermos os acompanhamentos necessários, trocamos a compulsão por comida por diferentes tipos de compulsão. Algumas pessoas passam a consumir mais bebida alcoólica, o que é bem triste e complicado. Outros passam a comprar coisas desenfreadamente. Alguns desenvolvem compulsão por sexo.

Minha compulsão, mesmo com todos os cuidados e acompanhamentos, passou a ser brincar de Barbie no consultório médico. Eu não tinha coragem de contar para ninguém da equipe multidisciplinar tal compulsão. É claro que minha psicanalista sabia de tal loucura. Bom, só sei que definitivamente sou uma vergonha para as minhas amigas feministas! Se bem que, depois deste livro, não sei quantas delas vão sobrar! Lembrando que tudo isso é uma ficção. Que culpa eu tenho, se crescemos com o estereótipo da Barbie em nosso imaginário? Eu precisei de cinco anos de análise para lembrar que minha primeira boneca foi uma Barbie Noiva, casada imaginem com quem? Com quem? O Ken médico! Isso tudo é hilário olhando agora.

Vergonha alheia é pouco, e insanidade é bobagem perto do que fiz. Precisei de cinco anos para conseguir contar essa estratégia vexatória. Na verdade, nem sabia o que estava fazendo, apenas ia fazendo. Não pensava. Aliás, pensar era a última coisa que fazia. Só sei que li em algum artigo científico que quem emagrece rápido após a bariátrica pode ter pedras na vesícula e recomenda-se operar. Essa seria a desculpa perfeita para frequentar o consultório e marcar mais consultas. Vejam meu nível de loucura! Isso não é nenhuma brincadeira, fiquei em dúvida se deveria contar isso. Mas está aí a denúncia do nível de meu adoecimento e o fato de que, às vezes, escolarização e informação apenas aumentam o nível de imbecilidade de alguém. A nutricionista, muito competente, olhava com suspeita para meu rápido emagrecimento.

Foi no início do ano de 2019 que um exame de ultrassom de abdômen total identificou as pedras na vesícula. Lembro como se fosse hoje, em um exame de rotina de endoscopia, o médico — o doutor fitinha — me perguntando educadamente: *"E aí, novidades?"*, e eu respondendo, com um largo sorriso: *"Pedras... pedras na vesícula"*.

Depois da desculpa necessária para marcar mais consultas, comecei testando minha Barbie Acadêmica. Naquele dia, coloquei uma saia longa preta e uma camisa jeans e levei algum processo a tiracolo na pasta da universidade, na verdade eu até me lembro, era um processo de revalidação de diploma de uma universidade internacional, do qual eu fazia parte da comissão. Também usei um pretexto qualquer para dizer que fazia parte de alguma comissão do Ministério da Educação, o que não era mentira, e que avaliaria algum curso no interior do Brasil, por isso seria bom operar a vesícula logo para não correr riscos de estar longe de casa e ter alguma emergência. Aproveitava para saber seu posicionamento político sobre o cancelamento do programa Mais Médico pelo governo federal. Eu me lembro de ter dito: *"Caso eu precise operar no interior, não há mais o programa mais médicos"*. Ele respondeu: *"O que você acha disso?"*. Respondi: *"Não sei"*, e ficamos por isso mesmo. A Barbie Acadêmica não teve resultado algum. Algumas das minhas amigas até me alertaram que aquela estratégia seria furada, estava vestida para ser apresentada à mãe, isso não funcionaria naquele momento, pois, se até agora ele não tinha casado, provavelmente não estava interessado em apresentar alguém à mãe. Porém, como boa "empreendedora", resolvi testar.

É muita vergonha alheia... Em outra ocasião, usei a desculpa de que precisava levar uma carta sobre a cirurgia da vesícula no meu trabalho. Pior que era verdade! O departamento de recursos humanos da universidade havia me pedido uma carta com a indicação dos dias que ficaria ausente. Aí testei a Barbie Noiva, calculei: *"Ele vai completar 50 anos e está solteiro, talvez esteja começando a pensar em casamento"*. Eu emagreci enquanto fazia ginástica e fiquei com um corpo proporcional. Comprei um lindo vestido branco ombro a ombro de *laise* com detalhes em azul, eu adoro esse vestido que marcam meus quadris. Enchi meus braços de pulseiras azuis e verdes. A mesma pergunta educada de sempre: *"E aí, novidades?"*... Eu sorri e aproveitei para dizer que meu tio, também formado em medicina, era da mesma turma que ele na universidade. Na verdade, esses dias descobri que não são da mesma turma, mas que se esbarraram nos cursos e nas feijoadas de fitinhas da cidade. Naquele dia, educado, perguntou sobre meu tio. A Barbie Noiva não funcionou. Minhas amigas me alertaram que não funcionaria! Porém, como boa "empreendedora", resolvi testar. O resultado é que comprei um vestido ombro a ombro branco de *laise* lindo, que adoro. Pena que já não serve mais. Em todo caso, está guardado, vai que... Qualquer coisa, emagreço... Serviria perfeitamente para um evento em... em... em um cartório... em um cartório aqui no bairro... perto de uma cafeteria badalada que daria para fazer um breve *after*... Se bem que fica perto da minha cantina predileta. Minhas amigas dizem que é um vestido sério, apesar de ser ombro a ombro... Sou mais para séria, mesmo.

    Antes da cirurgia, uma última consulta. Espero que nenhum auditor do convênio leia este livro, que é pura ficção. Pensei: *"Já sei, vou testar minha pombagira cristã"*, quem sabe teria mais sorte. Comprei um vestido preto e vermelho de tricô, um tanto curto. Tenho vergonha de dizer que era curto. Não tanto quanto da Catherine Tramell. Já pensou, *Instinto Selvagem* versão bariátrica? Seria terrível. O vestido nem era tão bonito assim, mas deveria ter poderes mágicos, afinal eram as cores da pomba gira. Não tinha, e já devo ter doado. Coloquei um colar dourado com um grande Espírito Santo como pingente. Sem resultados! Aliás, nem sei que tipo de resultados eu esperava. Não sei mesmo.

    A cirurgia ocorreu dentro do esperado, e, na retirada dos pontos da cirurgia da vesícula, testei a Barbie Cigana. Comprei um conjunto lindo, adoro essa roupa, a blusa é ombro a ombro toda verde abacate. Coloquei um colar de ouro com pedras coloridas que ganhei da minha madrinha mãe de santo quando fiz 15 anos e usei uma sapatilha dourada. Aproveitei e usei um relógio também dourado que dizia o quanto eu era sofisticada. Usava também uma bolsa do tipo carteira. Afinal, havia lido na internet que médicos se casam com mulheres ricas. Até parece que os mais interessantes se importam com dinheiro. Eles já têm isso daí. Enfim, como de costume, escovei meus cabelos que ficavam a cada dia mais bonitos. Pedi para minha avó evangélica orar. Claro que não contei o motivo. Só disse "Vó reza para que eu bata a meta". Nem a pombagira cristã, nem a cigana evangélica funcionaram. Ao menos, comprei vestidos que adoro!

    Apelei de uma vez por todas quando testei a Barbie Piriguete. Vergonha alheia é bobagem. Nesse dia cheguei ao ápice da minha falta de senso e noção. Não tinha ideia do que estava fazendo. É óbvio que sou séria! Sou toda séria. Se bem que eu era mais séria. Não sou mais tão séria, é verdade. Ninguém fica tão sério depois de ter coragem de contar tudo isso que estou contando. Coisas que não são politicamente corretas, por assim dizer. Mesmo este livro sendo uma ficção, não pretendo comprometer ninguém. Por razões que não direi, resolvi testar a Barbie Piriguete. Está bem, vou contar. Recebi fotos de moças que supostamente teriam histórias com aquele que eu tentava fazer de vítima. Hoje, sei que era tudo *fake news* de minhas irmãs, que queriam que eu saísse da minha seriedade. Tudinho *fake news*. Nada real, que fique claro.

Só sei que o doutor fitinha deveria me pagar por espalhar tantas coisas interessantes a seu respeito! Dizem que ele não fala de sua vida pessoal... Que azar se deparar com uma paciente dessas... Enfim, comprei um *shorts* jeans rasgado e um All Star. Fui à consulta. Esse foi o ápice da minha humilhação! Eu nem pensava! Eu só testava sem sucesso minhas Barbies! Sem resultado. O saldo dessa tentativa é que passei a usar All Star e, de vez em quando, em ocasiões apropriadas, o *shorts* passeia. Jamais usarei em consultórios médicos novamente! Se um dia eu for encontrada em algum consultório de *shorts*, pode me internar. Depois de tanta análise, de gastar tanto com psicanalista, entendi algumas coisas. Algumas amigas doidas da cabeça até apostaram no *shorts*, mas também não tiveram resultados.

Aliás, nenhuma amiga — feminista ou doida da cabeça — me disse: *"Miga, para que tá feio"*. Elas não percebiam que estava totalmente "fora da casinha", por assim dizer! Elas incentivaram minhas investidas e meus testes! O WhatsApp ficava movimentado em dia de consulta! Pedia a opinião delas. Àquela altura, estava completamente sem noção e enviava fotos de minhas opções estilísticas para elas opinarem. Eu dou risada quando me recordo da nossa falta de juízo. Quem em sã consciência age dessa maneira no consultório médico? Digam-me! É muita vergonha alheia!

Depois de tanto brincar de Barbie, em uma consulta de retorno pós-cirúrgico, eu finalmente fui ao consultório como Laurinha. Calça jeans, camisa de linho, All Star e um colar prata com pingente de Murano. Claro que meus cabelos estavam escovados. Usava óculos para parecer professora. Não preciso de óculos, essa é a verdade. Nesse dia, finalmente escutei duas coisas: *"Você é hiperativa?"*. Respondi: *"Muito, por quê?"*. Ele disse: *"Porque eu preciso saber"*. No final da consulta, finalmente: *"Você está muito bem, fico feliz"*. Como de costume, estava nervosa. Muito nervosa, como assim ficava em todas as consultas! Minhas bochechas pegavam fogo. Fantasiada de Barbie ou vestida de Laurinha, eu ficava trêmula diante daquele médico que me cortara por dentro!

Depois de anos de análise, a Joana — a psicanalista muito da intrometida — disse-me que, ao ficar nervosa, estava tentando "seduzi-lo". É como se estivesse oferecendo propositalmente medo a um agressivo do bem. Ele, um dia, intuitivamente, entendeu e chegou a dizer: *"Não há ninguém malvado aqui"*. Eu não entendia o que estava acontecendo e demorei anos para compreender essa fala. Descobri algo a meu respeito: sou desastrada, mas penso rápido e tenho facilidade de ler o outro. Não que isso tenha me ajudado naquele jogo. Finalmente, alguém não entrava no meu jogo. Saí praticamente derrotada de cada etapa de um jogo que joguei sozinha. O meu maior erro, mas que faria novamente, afinal foi um exercício me trouxe autoconhecimento.

Quando penso que nunca tive problema em bater na molecada na escola que me chamava de gorda, que nunca tive problema com os doutores na universidade ou em brigar com quem fosse na empresa, fico brava de ficar tão sem graça na frente de um médico! O fato é que nenhuma Barbie funcionou por motivos óbvios! Sempre fui uma paciente psiquiátrica — muito da desastrada — diante de um médico preparadíssimo! Poxa, meu esporte predileto na escola era bater na molecada! Sempre fui valentona. Eu era a Mônica na escola, embora comesse como a Magali. Ficar constrangida assim diante de um cara?! Quando trabalhava no corporativo de um grupo educacional, taquei meu CNPJ na mesa quando um dos chefões ameaçou me demitir e disse: *"Manda embora mesmo, que viro sua concorrente!"*. Poxa, essa sou eu... enfim, um desastre naquelas consultas.

*

Olívia: — Você não vai acreditar o que ela fez para ver se ficava mais calma na consulta!

Lívia: — Conta logo de uma vez!

Olívia: — Essa história é muito boa! Eu vejo aquele baixinho no hospital, racho de rir quando lembro.

Laurinha: — Jamais vou contar essa história! Jamais!

Isabel: — Você fez coisa pior do que fumar maconha?

Roberto: — Filha, ninguém está te julgando.

Doutor Luizinho: — Prima, acontece, tudo bem que você deu uma forçada na situação.

Olívia: — Massagem.

Lívia: — Tântrica. Ela fez para ver se ficava calma.

Laurinha: — VACAS!!! Ridículas!

Crônica 14

FORA DA CASINHA

Era semana de consulta de retorno com o doutor fitinha! Coitado, um médico tão respeitado na cidade virou o doutor fitinha neste livro. Problema dele! Quem manda ser ético e recusar convite de paciente para sair? Quem liga para a ética? Deontologia profissional? Estamos no Brasil... Fala sério!

Enfim, tinha consulta de retorno e já estava nervosa. Meu principal desafio seria ficar calma e conseguir descrever como estava me sentindo depois da cirurgia da vesícula. Uma semana antes, já tinha elaborado toda estratégia na minha cabeça, faria meditação às 5 horas da manhã, caminhada no parque da cidade por volta das 5h30, em seguida iria à missa na igreja da praça Santa Cruz às 7h00, para garantir uma força divina! E, claro, iria à Rita, minha cabeleireira sensitiva, às 8h para ela escovar meus cabelos e fazer uma reza daquelas. Faria algumas coisas do trabalho no computador e sairia às 9h40 para a consulta das 10h, que certamente aconteceria às 11h30. A intenção era mostrar que estava mais centrada. Claro que já tinha pensado na roupa. Estava decidido, iria vestida de professora mesmo: calça jeans, camisa de linho e sapatilha! Uma mulher muito séria, resolvida e decente!

Durante aquela semana, conversando com Paula, minha amiga feminista de carteirinha e moderninha, fiquei sabendo da tal da massagem tântrica. Um tipo de massagem que um profissional faz em suas partes íntimas para que você conheça suas zonas erógenas, quer dizer as partes do corpo que lhe dão prazer. Ela contou que havia ido a uma clínica de confiança para se conhecer melhor e que isso teria aliviado sua tensão no trabalho. Pensei: *"Já sei o que fazer para ficar normal na consulta"*. Estava decidido, nunca mais ficaria vermelha e trêmula na frente dele. Consegui um horário cedinho, no mesmo dia da consulta, na clínica recomendada por Paula. A massagem terminaria meia hora antes da consulta. *Just in time* para eu demonstrar o quanto estava empoderada e resolvida comigo mesma. Fiz caminhada, meditação, e a Rita escovou meus cabelos, só deixei mesmo de ir à missa e fui fazer a tal da massagem tântrica. Deus haveria de me perdoar, afinal, havia um bom motivo!

O local parecia uma clínica médica. Havia assentos de espera na entrada. A diferença é que não havia ficha alguma para preencher. Toda negociação foi feita pelo WhatsApp. Escolhemos o profissional — chamado de terapeuta — segundo a descrição no *site*. Eu escolhi aleatoriamente. Aleatoriamente é o escambau! Escolhi um moreno fortinho muito bonito! Meu plano tinha que funcionar. No final das contas, o cara era bem *gay*. Mas tudo bem, porque é tudo muito profissional, e a intenção não é essa daí que vocês estão pensando.

Fui chamada para fazer a tal da massagem e entrei naquela sala me achando a mulher mais esperta do mundo: meu plano funcionaria dessa vez, demonstraria todo meu empoderamento na frente do doutor fitinha dali a alguns instantes. Faria pouco caso dele durante a consulta. Otário, quem manda não sair com paciente?! O terapeuta iniciou perguntando qual era minha motivação para estar ali. Eu não me contive. Fui logo dizendo que ele perceberia que havia feito bariátrica e que o médico que me cortou por dentro me deixava nervosa, que dali alguns instantes teria consulta com tal médico e que ele — o terapeuta — deveria dar um jeito nisso para que eu ficasse menos tensa durante aquela outra consulta. Ele deu risada, disse que me compreendia e que sua irmã também havia feito bariátrica com um médico muito competente e baixinho. Foi então que fiquei quieta e parei de falar do médico. Aí ele começou a falar de como ele poderia me ajudar a ficar mais calma. Dali por diante, foram mais de dez minutos de conversa fiada sobre o quanto era bom no que fazia. Como os pacientes se sentiam satisfeitos e retornavam. Como ele já havia ajudado muitos casais, inclusive, a encontrar prazer. Em determinado momento, eu devo ter dito algo do tipo "resolve logo isso daí". Ele, então, começou a tal da massagem. Descobri várias coisas bem interessantes! Coisas de que não fazia ideia, para falar a verdade! Pronto, estava preparada para arrasar na consulta que aconteceria dali a alguns instantes!

Cheguei ao consultório desfilando empoderamento e cumprimentei todas as meninas da recepção. Modéstia à parte, sou muito querida por elas. Passei minha carteirinha do convênio. Como de costume, o doutor fitinha estava atrasado. Bem atrasado, para ser sincera. Mas isso já não era problema, pois eu estava poderosa! A mulher mais esperta do mundo! Meu plano funcionaria, e eu faria a empoderada daquela vez!

Finalmente, chegou minha vez. Fui chamada e entrei naquela sala que estava vazia: ele, para variar, estava na copinha tomando um cafezinho. Eu não sou a única viciada em café nessa história. Eu acomodei minha bolsa na cadeira ao lado, me sentei e deixei à mostra o livro que carregava. Em todas as consultas levava um livro, naquele dia era um que se chamava *Psicologia e ensino*, claro que nada a ver com o fato de ele ser filho de uma famosa psicóloga. Comecei a ficar nervosa diante daquele silêncio, mas aí mordi minha língua. Li em algum lugar que, quando mordemos a língua, o cérebro pensa apenas nessa dor. Usei essa estratégia para não pensar em mais nada. Após alguns instantes, ele chegou, eu me levantei para cumprimentá-lo com um forte e imponente aperto de mãos. Dessa vez, estava decidido, não ficaria nervosa!

Ele se sentou em sua cadeira e perguntou como eu estava passando. Eu disse que, finalmente, estava bem. Desatei a falar! Contei que estava envolvida em várias atividades, muito proativa no trabalho, fazendo parte de várias comissões da Prefeitura Municipal, do Ministério da Educação, da ONU, da Unesco, do Unicef. E, vejam só, muito "calma", e que agora começava a ficar bem de fato. Foi então que ele me perguntou: *"O que é ficar calma?"*. ÓDIO... Eu não estava preparada para perguntas retóricas. Perguntas cujas respostas quem pergunta já as têm. *"Ficar calma é ficar calma"*, respondi com olhar de fuzilamento e continuei: *"Eu estava fora da casinha, mas agora estou ótima, muito bem, perfeitamente bem"*. Ele abaixou a cabeça e deu uma risada contida, minhas bochechas inflamaram nesse instante. Que ÓDIO! Claro que nunca o enganei. Então ele perguntou: *"O que é ficar fora da casinha? O que levou você ficar fora da casinha?"*. *"Nada em especial"*, respondi. *"É mesmo?"*, ele disse, contendo uma sarcástica gargalhada. O que ele esperava que eu dissesse? *"Fui tomada por uma súbita paixão por você, seu fitinha"*! Jamais admitiria isso! Prefiro passar de louca, fora da casinha, do que fazer a apaixonadinha! Ele mal continha a risada. Aliás, devo ter cara de palhaça mesmo, ele sempre demonstra uma risada contida na minha presença! Só porque, em algumas consultas, meus cabelos estavam excessivamente encaracolados? Só porque eu tinha notavelmente acabado de sair do salão? Palhaço é ele! Fitinha!

Em seguida, pediu para ver os exames. Mordi a língua novamente para ficar mais calma, tirei aquele calhamaço de papel da minha bolsa e mostrei meus exames. Ele disse que o zinco estava baixo, eu respondi que, sob a orientação da minha querida nutricionista, já estava repondo. Minha vontade mesmo era dizer: *"Não preciso de você e estou aqui só para demonstrar meu empoderamento e minha superação"*. Peguei as vitaminas que estavam na minha bolsa, malditas vitaminas, comecei a ficar nervosa e desastrosamente derrubei o recipiente, de tão trêmula que estava. Minha vontade deveria ser tacar nele aquele potinho de vitaminas. Médico ridículo que não sai com paciente psiquiátrica! Palhaçada isso! Nem lembro o que aconteceu depois, meus planos haviam ido ladeira abaixo.

Saí daquela consulta inconformada com minha fracassada *performance* e vermelha, para variar. Muito vermelha, para dizer a verdade. Em seguida, quase chorando de raiva, encontrei a instrumentadora de outro médico da clínica, que fazia aula de *spinning* comigo na academia. Ela perguntou se eu estava bem, eu disse que sim. Ela percebeu que estava bem... bem estranha... me ofereceu água. Eu aceitei e arrumei qualquer fofoca da academia para comentar com ela para me distrair. Mais calma, fui embora correndo. Meus planos definitivamente foram por água abaixo! Trezentos reais de massagem tântrica jogados no lixo. Eu continuava nervosa diante daquele fitinha. ÓDIO define!

Se bem que não foram 300 reais jogados fora, eu descobri coisas que nem fazia ideia naquela clínica de massagem. Recomendo! Não sem constrangimento, afirmo que, de vez em quando, sobretudo quando recebo algum bônus da prefeitura ou pagamento por algum material didático que escrevo, volto lá. Vale a pena! Vale muito! Pena que não aceita meu vale alimentação, nem meu vale refeição! Está aí uma pauta para o sindicato colocar nas mesas de negociação com o prefeito! Massagem tântrica para as professoras! O município fará muita economia com licenças médicas! Ótima ideia! O prefeito é médico e tem a cabeça aberta! Vai entender. Tenho certeza de que vai me apoiar!

*

Doutor Luizinho: — Será que alguma paciente já fez essa tal de massagem antes de ir na consulta comigo?

Lívia: — Eu acho que não. Você atende famílias inteiras, não é mesmo?

Olívia: — Comunista. Quem manda você fazer... Deixa quieto...

Laurinha: — É... Você é médico de família, né? Eu estou falando de um médico que trabalha com cortes. Cortes internos! Cortes de pessoas! CORTA GENTE TODO DIA! É diferente!

Doutor Luizinho: — É, mas você só está contando para mim a história toda, devo ter alguma serventia.

Roberto: — Vai levando!

Isabel: — Você é o orgulho da família, Luizinho! Não liga para suas primas. Essa daqui, acadêmica frustrada, fez bariátrica, ficou louca e virou professorinha. A outra, enfermeira, bem dizer uma médica frustrada. E essa outra só corta E.V.A, professora de educação infantil que trabalha na conveniada, nem em concurso passa. Três coitadas, não sei onde erramos, desconsidera.

Laurinha: — Não precisa humilhar, mãe!

Isabel: — Depois de tudo que você aprontou, nem se eu quisesse teria como humilhar mais você!

Doutor Luizinho: — Eu ainda não entendi. Em que momento você chamou seu médico para sair?

Laurinha: — Logo depois da cirurgia da vesícula.

Doutor Luizinho: — Quer dizer, você esperou quase um ano depois da cirurgia?

Laurinha: — Ah, sim, eu me organizei, já tinha separado de vez. Não sacaneio ninguém.

Lívia: — Lembra? Era uma meta!

Olívia: — A meta da meta. Ela tinha que criar uma história.

Doutor Luizinho: — E o que fez?

Laurinha: — Mandei uma mensagem no WhatsApp agradecendo a cirurgia da vesícula e o convidando para um café.

Doutor Luizinho: — O que ele respondeu?

Laurinha: — *"Grato por suas palavras! Você é uma figurinha!"*.

Laurinha: — Ah é? Figurinha? Palavras? Beleza! Resolvi escrever um livro!

Lívia: — Completamente pirada.

Olívia: — Doida da cabeça.

Laurinha: — Só que aí eu comecei a ficar mal de verdade. E a vergonha de voltar às consultas?

Doutor Luizinho: — Prima, mas você não fez nada demais. Estamos acostumados.

Laurinha: — Até você, um médico de família?

Doutor Luizinho: — Lidamos com isso todos dias.

Laurinha: — Eu sei que para vocês é normal, mas para mim teve importância. Fazia uns 13 anos que não chamava ninguém para sair.

Doutor Luizinho: — E depois, o que aconteceu?

Laurinha: — Eu desenvolvi um quadro estranho. Ficava com os meus pés inchados, e meu intestino começou a ficar muito irritado. Um horror!

Doutor Luizinho: — Você continuava atuando no ensino superior?

Laurinha: — Estava praticamente me desligando da universidade.

Isabel: — Ficou louca e largou a universidade.

Laurinha: — Não foi bem assim. O programa de mestrado na universidade em que trabalhava fechou, não tinha concurso aberto em canto nenhum, tempo do governo do paraquedista. E, para falar a verdade, tudo na universidade foi me irritando demais.

Doutor Luizinho: — Como assim?

Crônica 15

INTOLERÂNCIA COM A UNIVERSIDADE

Irritada com tanto falatório, já deveria ter tomado umas quatro xícaras de café. Eu sei que não é nada educado, mas pegar um cafezinho costuma ser o jeito que encontro de não ficar muito tempo sentada, seja na situação que for. Desde criança, tenho dificuldade de ficar muito tempo prestando atenção em algo. Na escola, a desculpa para não ficar em sala de aula era ajudar a professora, ir ao banheiro, participar de organização de eventos ou praticar algum esporte, por mais desastrosa que essa iniciativa fosse.

Naquele dia, o professor, membro da banca de avaliação daquele trabalho de doutorado, nitidamente não havia lido a tese por completo. Fazia explanações vagas e falava mais de seu próprio trabalho do que daquele que estava sendo julgado. Era como se eu conhecesse palavra por palavra daquele falatório sem fim.

Para quem desconhece esse mundo, funciona mais ou menos assim: o aluno de pós-graduação, nesse caso mestrado ou doutorado, desenvolve uma pesquisa e, ao final, ele a submete a uma comissão de avaliação. Nesse momento, avaliamos o título de mestrado ou doutorado de quem submeteu aquele trabalho. A verdade é que dificilmente alguém é reprovado. Há uma espécie de cordialidade entre os professores que orientam esses trabalhos e os membros da banca que os avaliam. Se a pesquisa está muito ruim, o trabalho não é submetido à banca.

Durante um bom tempo, fui uma acadêmica exemplar. Aprendi muito na universidade. Tive felizes encontros com pessoas importantes em minha trajetória. Aprendi a escrever com mais fluidez com meu orientador de doutorado. Batia todas as metas e cumpria meus deveres, não sem sofrimento, pois, como disse, prestar atenção em algo sempre foi um problema.

Naquele dia, eu já estava agitada e me mexendo muito na cadeira quando chegou minha vez de falar. Bom, após alguns poucos minutos de fala, os dois professores homens membros da banca começaram a discorrer entre si exatamente sobre a temática de meu trabalho que estava relacionado ao trabalho julgado, na prática os dois estavam interrompendo minha participação, pois cada professor da banca tem um tempo determinado para fazer suas observações.

Antes da bariátrica, era como se a comida me deixasse mais concentrada e tolerante. Ficava pensando no bolinho de fubá que viria após o falatório. Eu agia com cordialidade e polidez. Era a típica gordinha simpática. Sabia que um bolinho milagroso sorriria para mim ao final. Depois da bariátrica, aquele ambiente passou a não fazer mais sentido. A comida não poderia ser uma forma de escape para minhas questões. Do contrário, passaria mal com a quantidade ingerida.

Naquele dia, não suportei as interrupções. Fiz palestrinha, uma coisa horrorosa. Embora estivesse certa, fiquei arrependida. Apesar de os professores merecerem, poderia ter usado outros termos e ser mais polida. Disse que estavam interrompendo meu tempo de fala. Lembrei que a especialista naquele assunto seria eu. Os dois se assustaram com minha postura, entreolharam-se e se desculparam. Nunca fui fácil, mas a verdade é que, não sendo a comida mais uma forma de tranquilizar os ânimos, acho que fiquei pior. Tenho certeza, na verdade.

A mesma intolerância começou a ocorrer em bancas cujos trabalhos não tinham nem um pouco de criatividade. Já não aguentava ler mais do mesmo. Não fazia questão de esconder minha insatisfação com aquelas pesquisas endógenas que não olhavam para outros campos. Com o tempo fui sendo esquecida ou lembrada demais pelo meu mau humor. O falatório era de que tinha passado por uma cirurgia e não estava nada bem. Fiquei sabendo que meu orientador, um italiano bondoso de coração, chegava a ficar emocionado ao relatar para algum curioso sobre meu estado de saúde. Um dia chegou a chorar, mesmo, ao contar sobre minha situação. Dar parecer em artigos também me irritava. Tudo começou a me irritar na universidade. Antes havia a comida como aliada contra o que considerava intolerante, como a falta de criatividade e as conclusões óbvias da maior parte dos trabalhos.

As reuniões de departamento começaram a ser insuportáveis. Aqueles momentos nos quais se compete para ver quem vai dar menos aula na graduação. Era cafezinho atrás de cafezinho para aguentar aquelas reuniões que ocorriam para que outras reuniões fossem realizadas. Sentia-me vítima daqueles momentos. Então que o programa de pós-graduação no qual estava trabalhando foi fechado. Fiz um bom acordo, atuei dois meses em uma escola e, logo em seguida, consegui trabalho no corporativo de um grande grupo educacional. Por lá, precisava bater meta atrás de meta e, durante um tempo, o ritmo e a necessidade de liderar projetos criativos supriram meu apetite voraz.

*

Doutor Luizinho: — Alguns pacientes têm problemas com o emprego depois da bariátrica. Nesse meio tempo, entre empregos, você foi ficando ruim.

Laurinha: — PÉSSIMA! Pai, dá mais uma cerveja, por favor!

Doutor Luizinho: — Zero, tio... Melhor dar só cerveja zero.

Laurinha: — Zero?

Roberto: — Doutor falou, tá falado. O que esse meu sobrinho diz aqui é regra.

Isabel: — Eu dava é água apenas.

Doutor Luizinho: — Zero está liberada, tia.

Lívia: — Eu preciso de uma normal... Uma não, várias, para escutar tanta loucura.

Olívia: — Eu vou de gim mesmo. Só gim na causa.

Doutor Luizinho: — Pelo que acompanhei, você fez outra cirurgia depois de tirar a vesícula.

Laurinha: — Sim, operei a vesícula e, como falei, tive a "grande ideia" de chamar o doutor Pedro para tomar um café. Que vergonha! Fiquei morrendo de vergonha e péssima de saúde!

Roberto: — Ela ficou péssima.

Isabel: — Não gosto nem de lembrar.

Olívia: — Ela ficava com os pés inchados.

Laurinha: — Tudo que comia me fazia mal e eu tinha que ir ao banheiro.

Roberto: — Também só trabalhava. Trabalhava umas 18 horas por dia.

Isabel: — Não tem corpo que aguente.

Doutor Luizinho: — O que você estava fazendo?

Laurinha: — Depois que saí da universidade, trabalhei dois meses em uma escola. Em seguida fui chamada para trabalhar no coorporativo de uma empresa do ramo educacional. Trabalhava CLT na empresa, produzindo material didático.

Doutor Luizinho: — O que você foi fazer na empresa?

Laurinha: — Eu fui gerenciar a produção de todo material didático dos cursos de licenciatura.

Doutor Luizinho: — Mas, na prática, como era seu trabalho?

Laurinha: — Eu contratava autores e fazia a revisão de todo material dos cursos de licenciatura.

Doutor Luizinho: — Que materiais?

Laurinha: — Livros didáticos, videoaulas, documentários, entrevistas, aulas inovadoras, aulas gamificadas. Gerenciava toda produção.

Roberto: — E no final de semana continuava trabalhando.

Doutor Luizinho: — O que você fazia?

Laurinha: — Em vez de gerenciar a produção, era autora.

Olívia: — Ela leu em algum lugar que médicos só se casam com mulheres bem-sucedidas!

Lívia: — Achou que ficaria rica trabalhando.

Laurinha: — Li na internet. Pelo menos, eu tentei! Só sei que troquei o Onix pelo Cruze... Detesto essa história que professora só dirige Celta.

Doutor Luizinho: — Então você ficou mal e voltou ao doutor Pedro?

Laurinha: — Sim, ele dava um jeito de me atender sempre que eu precisava, mas eu não conseguia falar direito como estava.

Doutor Luizinho: — Por quê?

Laurinha: — A conduta dele foi perfeita. Foi calmo e atencioso, mas eu continuava sem conseguir falar. Eu dizia que tinha náuseas. Quando na verdade, eu tinha diarreia, eram fezes com gordura, a tal da esteatorreia, uma coisa horrorosa. Mas não conseguia falar, culpa da princesa Diana.

Isabel: — Como assim?

Laurinha: — Ele perguntava o que eu tinha, e eu resolvia fazer a princesinha. Falava que tinha náuseas. Não sou burra, né?

Doutor Luizinho: — Prima, você foi burrinha, sim, dificultou muito!

Laurinha: — Mas a psicóloga e a nutricionista entenderam que eu não estava falando. E a Joana, minha psicanalista, também acompanhou todo o processo.

Crônica 16

EMPATIA DELAS NO CONSULTÓRIO

Já havia saído da universidade, o que não foi nenhuma dificuldade. Eu não conseguia ler nenhuma tese ou dissertação. Escrever artigos virou um verdadeiro martírio, pois tinha que seguir regras e mais regras. Ficava extremamente irritada com a falta de criatividade dos trabalhos acadêmicos. Nas bancas não escondia minha irritação. Com o tempo fui deixando de ser convidada.

Com o bom acordo que fiz para sair do ensino superior, eu me dei ao "luxo" de ficar trabalhando como professora auxiliar em uma escola particular. Na prática cuidava das crianças no intervalo e ajudava com a tarefa no momento das aulas. Nessa hora notava o micropoder, a maior parte das professoras titulares não notava a presença das auxiliares. Essa posição durou menos de dois meses, tão logo fui trabalhar no coorporativo de um grande grupo educacional. No meu tempo de auxiliar, foi em uma festinha infantil na escola que, ao ingerir um bolo de chocolate convencional, fiquei extremamente indisposta. Estava inchada, cheia das flatulências e precisei ir correndo ao banheiro.

Até chegar ao quadro de supercrescimento bacteriano no intestino delgado foi um verdadeiro rolê! Primeiro porque eu não conseguia falar para o médico – o doutor fitinha – o que estava acontecendo. Eu não estava nada bem e nas consultas ficava nervosa e contava parcialmente como me sentia. Logo eu, que brigava com quem fosse, ficava tímida na frente do médico, não me conformava.

Nesse processo contei com a empatia de três mulheres especiais. A nutricionista foi muito parceira e, em diálogo com o médico cirurgião, sugeriu os exames que deveria fazer. Periodicamente, ela me ligava para saber como eu estava. Desde o início do processo de fazer essa cirurgia, contei com a parceria da doutora Júlia. Ela está sempre atualizada com as novidades de sua área e lida com os médicos de igual para igual. Não é difícil, nesse meio, a nutricionista ser relegada a segundo plano em relação aos doutores, mas a doutora Júlia, mesmo que indiretamente, impõe-se com sua competência e elegância.

Contei também com o bom humor da psicóloga da equipe multidisciplinar, que percebeu que não conseguia verbalizar meu quadro diante do médico cirurgião. Imagine só, logo eu, que batia em todos os moleques da escola, não conseguia falar com o médico.

Minha psicanalista também foi uma grande parceira nesse processo. Com ela nunca tive segredos. Ela sabia de todos os meus silêncios e me ajudou a chegar às minhas razões. Cuidou para que eu fizesse o que fosse necessário para melhorar o quadro. Acompanhou os exames e fez os questionamentos necessários para termos consciência de que se, por um lado, havia um quadro psicológico nisso tudo, por outro lado, eu não estava bem de fato.

O que as três tiveram em comum foi uma grande capacidade de empatia em seus olhares. Dizem que os olhos são a janela da alma. Com a doutora Júlia, a nutricionista, lembro de sua empatia. Com a doutora Camila, a psicóloga, lembro de seu adorável bom humor. Com a doutora Joana, a psicanalista, seriedade e compaixão. Sou grata à vida por ter me dado tanto. Sou grata à vida por encontrar a sororidade dessas mulheres.

*

Doutor Luizinho: — Aí você fez vários exames?

Laurinha: — Depois de ter feito a princesinha, a nutricionista e a psicóloga perceberam que eu não estava bem, como eu contei.

Doutor Luizinho: — E o que a equipe fez?

Laurinha: — O doutor Pedro entrou em contato para saber como eu estava. Voltei à consulta. Fiz diversos exames, chegamos ao quadro de supercrescimento bacteriano no intestino delgado, a tal da SIBO. A nutricionista foi muito parceira. Ligava sempre para saber como eu estava e acompanhou cada exame.

Roberto: — Eu só sei que ela ficou muito mal, mas o que é essa coisa aí? Como que chama?

Olívia: — SIBO.

Doutor Luizinho: — O supercrescimento bacteriano no intestino delgado é conhecido como SIBO porque em inglês chama *Small Intestinal Bacterial Overgrowth*.

Lívia: — Doutor Luizinho manja de inglês também.

Olívia: — Quero ver na prática, lá no SUS, se esse inglês resolve para alguma coisa.

Laurinha: — Grossa, deixa o Luizinho falar!

Doutor Luizinho: — Como eu estava dizendo, nessa condição há um aumento excessivo de bactérias no intestino delgado. Normalmente, o intestino delgado contém uma quantidade menor de bactérias em relação ao intestino grosso. Na SIBO, as bactérias presentes no intestino grosso se deslocam para o intestino delgado.

Isabel: — E por que ela ficou tão mal?

Doutor Luizinho: — Porque as bactérias em excesso consomem os nutrientes dos alimentos antes de o corpo absorver. Isso leva a sintomas, como inchaço, flatulência, diarreia... Sem contar que a SIBO pode interferir na absorção de vitaminas e minerais.

Isabel: — Eu sei que essa daí deixou todo mundo preocupado.

Roberto: — E por que ela teve isso daí?

Doutor Luizinho: — É difícil apontar uma única causa, mas ela sempre abusou de remédios sem cuidar da flora intestinal. Alguém chegou a perguntar para você, Laurinha, quais remédios consumia antes de operar?

Laurinha: — Não que eu me lembre.

Olívia: — E desde quando viciado é honesto?

Lívia: — Até parece que ela teria contado a verdade.

Doutor Luizinho: — Aí chegou ao quadro da SIBO. Você tratou com antibióticos?

Laurinha: — Antibióticos e probióticos.

Doutor Luizinho: — Deu certo?

Laurinha: — Por um tempo, eu melhorava. Depois, voltava a ficar mal de novo.

Doutor Luizinho: — O doutor Pedro resolveu operar?

Laurinha: — Para aumentar a alça intestinal. Sei que até operar dei bastante trabalho!

Doutor Luizinho: — Por quê?

Laurinha: — No fundo, meu maior medo era ser tudo psicológico, e a cirurgia não adiantar.

Olívia: — Eu sempre achei que era tudo coisa da cabeça.

Lívia: — Eu não, eu via que ela estava mal.

Isabel: — Péssima.

Roberto: — Ela ficou muito mal mesmo.

Doutor Luizinho: — Mal como, Laurinha?

Laurinha: — Como já falei, qualquer coisa que eu comia dava inchaço no abdômen, irritava o intestino e eu tinha diarreia com gordura. Uma coisa horrorosa.

Fiz de um tudo para tentar entender o que estava se passando. Comecei investigando se poderia ser algo espiritual.

Isabel: — Uma doutora macumbeira. Eu não posso acreditar nisso!

Roberto: — Foi mexer com coisa errada.

Doutor Luizinho: — Como assim?

Laurinha: — Fui rezar para ver se passava.

Doutor Luizinho: — Aonde você foi?

Laurinha: — Além de continuar frequentando as missas da igrejinha da Santa Cruz toda semana, fui à umbanda, ao centro espírita, à igreja e ao candomblé.

Doutor Luizinho: — Quando foi isso mais ou menos?

Laurinha: — Isso foi acontecendo no segundo semestre de 2019.

Crônica 17

A FORÇA QUE VEM DA RAIZ

Sim, sou franca em dizer
Se o caso é de samba
Se a roda é de bamba
Não sei me conter
Me embalo no dengo dos balangandãs
Da moça que ginga ao som dos tantãs
Só volto pra casa
Quando amanhecer
Venho das noites de festa
Do som da corimba lá do terreiral
Sou herdeira direto
Da linha de umbanda
[...] É por isso que a noite me faz tão feliz
É a força que vem da raiz...

(Mariene de Castro e Maria Bethânia)[3]

    Eu não estava nada bem por causa da tal da SIBO. Tentamos o tratamento com antibióticos e probióticos, e o intestino continuava problemático. Eu queria a todo custo que aquilo passasse. Tinha receio de que fosse tudo "coisa" da minha cabeça. Sabe, necessidade de atenção do médico. Sabia dos meus perrengues. Eu queria entender. Aliás, talvez este tenha sido o mal: querer entender tudo.

    Pesquisei sobre centros de Umbanda na cidade de Campinas e encontrei um próximo ao parque onde faço caminhadas regularmente. Tenho uma relação especial com esse local. Quando meus bisavós paternos vieram da Itália foram morar naquele lugar onde existia uma fazenda de café. Eles trabalhavam na colheita do café, e seus filhos nasceram diante da lagoa que existe nesse parque. Sempre gostei da energia dessa região e encontro forças para seguir adiante após aquelas caminhadas.

---

[3] "Força que vem da raiz" é composta por Roque Ferreira.

Escolhido o centro de Umbanda a ser visitado, numa determinada sexta-feira, por volta das 19h, deparei-me com uma fila enorme de pessoas de todos os tipos na frente de um grande galpão. Algumas delas usavam no pescoço colares coloridos de miçangas. Imediatamente, reconheci e me deparei com o doutor José, advogado da família. Pensei comigo: *"ferrou"*. Meus familiares evangélicos e católicos saberiam de minha andança por aquele terreiro de umbanda. Apesar de meus avós paternos terem frequentado a umbanda durante um tempo, deixaram o culto ao se converterem ao protestantismo. Para evitar sermões, preferi cumprimentar doutor José e pedir sigilo. Eufórica, fui logo dando explicação.

Laurinha: — Doutor José, como vai o senhor?

Doutor José: — Fia, você, por aqui?

Laurinha: — Pois, é... um cara aí, um fitinha, me cortou por dentro, fiquei bem louca e não estou bem.

Doutor José: — Um cara o quê?

Laurinha: — Fitinha, cara que só vai em balada com pulseirinha.

Doutor José: — E você veio aqui fazer macumba para esse cara? Aqui não se faz essas coisas para as pessoas, já vou logo avisando... Ele cortou você? Não estou entendendo...

Laurinha: — Não faço macumba para ninguém, não. Ele me cortou com anestesia... não doeu... Vim tentar ficar bem...

Doutor José: — Não entendi nada...

Laurinha: — Não tem importância, presta atenção...

Doutor José: — Fia, essa história está estranha... olha lá, vai mexer com o que você não conhece...

Laurinha: — Tudo bem, doutor José... Olha só, não conta para meu pai que tô aqui, por favor!

Doutor José: — Eu posso até não contar, mas você tá vendo aquele pai de santo ali?

Laurinha: — O chefão que está chegando?

Doutor José: — Esse mesmo, pai Guarau. Você não está reconhecendo?

Laurinha: — É o doutor Arlindo! Eu conheço.

Doutor José: — Ele pesca com seu vô toda quarta-feira lá em Jaguariúna.

Laurinha: — Mas se ele está incorporado como ele vai me reconhecer?

Doutor José: — Se a menina quiser tentar a sorte...

Laurinha: — Beleza, vou passar com outro. Muito obrigada, doutor José!

Doutor José: — Seu segredo tá seguro comigo, fia!

Um advogado de palavra! Ninguém ficou sabendo de minha ida ao terreiro. Se soubessem, eu faria palestrinha para o desocupado preconceituoso que estivesse cuidando da minha vida, mandaria pagar minhas contas antes de se meter em algo. Enfim, em todo caso, eu queria evitar o falatório. O problema é que fiquei tentada. Poxa, meu avô tinha o contato do pai de santo chefão e eu nem poderia usar? Sacanagem!

Era a primeira vez que estava em um ritual daquele. Passado o susto de ter encontrado doutor José, fiquei mais tranquila e atenta ao momento. Já dentro do terreiro, pai Guarau puxou a reza do "Pai nosso" e foi acompanhado por todos os presentes com muita devoção. Eu fiquei emocionada e senti uma energia indescritível. Isso mesmo, gente preconceituosa, na umbanda se reza o "Pai nosso" com muita verdade e fé.

Naquele dia, o terreiro contava com a presença de umas 200 pessoas que acompanhavam a gira de caboclos em bancos de madeira enfileirados. Logo em seguida, os pontos de Oxóssi — divindade que representa o conhecimento das florestas — começaram a ser puxados. Os pontos eram sobre natureza, força, mata. As pessoas emocionadas seguravam flores coloridas para serem abençoadas ou dedicadas aos santos. Os aromas eram envolventes. O ambiente era branco e colorido pela natureza das flores e pelas miçangas dos guias, que contornavam os pescoços dos fiéis.

Para consulta com o caboclo, deveríamos pegar uma senha. Confesso que consultei qual seria o menos concorrido antes de pegar a senha. Meu critério foi agilidade, pois eu estava ansiosa para saber o que o caboclo diria de meu estado de saúde. Quando chegou a minha vez, para minha surpresa, era um caboclo, adivinhem só, um caboclo com currículo Lattes, aquele currículo em que o povo da universidade registra tudo que faz, como já contei.

Olhei bem, olhei novamente, demorei alguns instantes até que reconheci. Era a bibliotecária da faculdade de estudos literários lá da universidade. Por ironia do destino, era a dona Rosi incorporada pelo caboclo Jessia. Eu disse que não estava bem de saúde. Ele disse: *Suncê tem que ter carma... menina tem que ficar tranquila*. O caboclo, isto é a bibliotecária incorporada, me deu um papel pequeno e pediu para eu escrever o que queria. Em seguida, em oração, posicionou suas mãos sobre minha testa e aplicou um passe.

Naquele dia, na gira, eu também havia comprado algumas rosas amarelas na entrada do terreiro e pedi para que o caboclo as benzesse. Ele fez um ritual com giz e me deu uma guia azul. Volta e meia volto ao terreiro. Eu acho tudo muito bonito! Acredito que, quando as pessoas têm boas intenções e se colocam em oração, o ambiente fica energizado de coisas boas. Sem contar que é lá que encontro o doutor José, meu parça de umbanda. Afinal, é sempre bom ter por perto um advogado quando se escreve um livro que, de certo modo, fala de tantas pessoas conhecidas na cidade! Mas que fique claro: isto tudo é ficção!

*

Roberto: — Um absurdo, deveria ter ficado só na igreja mesmo.

Isabel: — Ficou mexendo com essas coisas. Eu não gosto disso, não.

Laurinha: — Sei... sei que a senhora não gosta dessas coisas.

Olívia: — Louca.

Lívia: — Completamente pirada.

Laurinha: — Invoquei que meu estado de saúde era encosto.

Doutor Luizinho: — Como assim?

Laurinha: — Escuta!

Lívia: — Vai vendo.

Olívia: — Presta atenção!

Laurinha: — Fui explorar algumas ideias.

Crônica 18

HAVIA DE SER ENCOSTO...

Laurinha: — Dona Alice, assim, tem uma pessoa que não sai da minha cabeça e coincidentemente não estou bem de saúde. Eu não sei mais o que fazer! Tenho medo de ficar querendo atenção dessa pessoa e ficar mal por isso.

Dona Alice: — Uma pessoa?

Laurinha: — É uma pessoa, a senhora está vendo alguma coisa?

Dona Alice: — Essa pessoa faz o quê?

Laurinha: — Trabalha no hospital onde pessoas morrem toda hora. Só pode ser encosto.

Dona Alice: — Eu não estou vendo nada!

Laurinha: — Eu faço muita análise... Freud não dá jeito nisso... Há de ser encosto... me ajuda, dona Alice!

Dona Alice: — Não estou vendo nada. O que essa pessoa faz exatamente?

Laurinha: — Então, eu fico sem jeito de falar. É uma coisa absurda. Eu sou doutora formada por uma das melhores universidades desse país. Nem mestrado fiz, fui direto para o doutorado. Ficar apaixonadinha por um médico fitinha e ficar chamando atenção? Fala sério! Não combina comigo.

Dona Alice: — Médico o quê?

Laurinha: — Fitinha, cara que só vai em balada com pulseirinha.

Dona Alice: — Menina, por acaso é seu o médico?

Laurinha: — Pior que é, dona Alice... Só pode ser encosto... Ele deve ter feito merda com algum paciente, agora o morto tá encostado em mim... não tem outra explicação...

Dona Alice: — Eu não estou vendo nada.

Laurinha: — Dona Alice, me ajuda!

Dona Alice: — É normal ficar assim porque ele cuidou de você, menina... fica calma... vai passar...

Laurinha: — Não é, não é normal! Eu não sou boba, não... Eu sou feminista... Sou briguenta... Eu batia em toda molecada na escola... não sou de levar desaforo pra casa. Apaixonadinha não combina comigo... Eu brigo todo dia com meu chefe... O maior CEO do ramo educacional do Brasil e não tô nem aí... A senhora não está vendo direito...

Dona Alice: — Minha querida, fica em paz, vai passar... é normal... vai passar...

Laurinha: — Dona Alice, por favor, me ajuda!

    Esperei um mês até conseguir uma consulta com a famosa kardecista. Na verdade, precisei usar todo meu poder de persuasão no processo de triagem do centro espírita para conseguir uma vaga com a maior expulsadora de encosto da cidade. Devo ter exagerado um pouco sobre o quadro, dizer que estava falando em línguas durante a noite e que estava vendo mortos no meu apartamento. E claro... claro que levei chocolatinhos para a gordinha responsável pelos agendamentos. A esperança era de que dona Alice explicasse meu problema de modo muito "racional" e expulsasse os espíritos zombeteiros. Eu teria de sair dali com meu problema solucionado, mas a constatação foi a mais óbvia: uma paciente boba e apaixonadinha. Ainda me custa usar o termo!

    Como já estava por lá, no centro espírita, aproveitei e tomei um passe. No ritual do passe, em geral, alguma pessoa muito generosa posiciona as mãos sobre você em um momento de profunda oração em um ambiente de muita paz. Aquela não seria a primeira vez. Embora meus pais, como bons católicos, reprovassem tal atitude, eu sempre tive curiosidade pelo espiritismo e quando adolescente, volta e meia, lia algumas coisas, escondida. Na volta da escola, eu dava um jeito de participar daquele ritual acompanhada da amiga Cristiane, praticante do kardecismo.

    Eu sabia que aquilo me acalmaria. Dito e feito, apesar de não ter resolvido aquele meu estado de saúde, fiquei mais calma. Eu fico emocionada toda vez que encontro aqueles seres iluminados — as pessoas que realizam o passe — que se dispõem a doar sua energia em prol do bem-estar de outra pessoa. O ritual do passe é, sem dúvida, um ato de caridade e muito amor ao próximo. Foi graças ao meu estado de saúde que voltei a realizar esse ritual quase que semanalmente. Afinal, fico mais calma, essa é a verdade! Sinto paz, fico calma, como já disse, não tão calma assim – ao menos, por alguns instantes para falar a verdade!

*

Doutor Luizinho: — Você está dizendo que o passe acalma você?

Laurinha: — De certo modo, acalma, sim. Até que eu fico mais tranquila.

Doutor Luizinho: — No SUS, complementares às práticas tradicionais da medicina, são oferecidas algumas práticas integrativas, como aromaterapia, musicoterapia, meditação, yoga, hipnose, terapia de Reiki.

Roberto: — Tudo coisa do capeta isso daí.

Olívia: — Tem um povo estranho lá no hospital que faz essas coisas com o paciente.

Lívia: — E ajuda?

Olívia: — Sei lá, tem um povo que gosta.

Doutor Luizinho: — Tem pesquisas falando sobre os benefícios dessas práticas.

Laurinha: — Eu também aprendi a orar com minha avó.

Roberto: — Deveria ter ficado só em oração. Palhaçada essa história de espiritismo.

Isabel: — Não gosto dessas conversas aqui em casa.

Laurinha: — Até parece que a senhora não gosta. Podem parar com esses preconceitos!

Doutor Luizinho: — Você foi para a igreja com sua vó?

Laurinha: — Praticamente arrastada, mas fui e gostei.

Crônica 19

APRENDENDO A ORAR...

Entre uma cirurgia e outra, quando constatado o quadro de supercrescimento bacteriano no intestino delgado, a tal da SIBO, as pessoas viam nitidamente que eu não estava bem. Meus cabelos estavam ralos. Eu passava muito mal com qualquer coisa que comia. Era colocar algo na boca e ter que ir ao banheiro. Minha família estava muito preocupada. Minha avó Elisa se oferecia regularmente para orar comigo. Eu aceitava com resistência. Embora, desde criança, eu seja muito apegada a minha avó paterna, tinha muito preconceito com as igrejas protestantes.

Minha avó Elisa, antes de se tornar evangélica, passou por poucas e boas. Ela chegou a ficar internada por ter começado a falar em línguas que não conhecia. Foi aí que encontrou na igreja evangélica conforto para suas questões. Sua história de vida é muito marcante. Por alguma razão, ela me fez pesquisadora de histórias de vida desde criança. Entre um bolinho de chuva e outro que ela fazia, eu escutava com compaixão suas narrativas de resistência. Ela começou a trabalhar ainda criança e sofreu todo tipo de violência. Quis a vida que eu crescesse conhecendo seu passado e sua força, pois nada que ela viveu foi fácil.

Certa vez, em uma dessas festas regadas a vinho da universidade, recomendarem-me, aos risos, o filme *Feios, sujos e malvados*, dirigido por Ettore Scola. O enredo é sobre um senhor sem noção que mora com seus dez filhos em uma casa popular em Roma. A situação piora quando ele resolve levar a amante para dentro de casa. Eu já conhecia essa história muito bem, não achei o filme engraçado, pois aquela miséria toda era a história de vida da minha avó, que desde pequena eu conhecia. Seu pai, um italiano que vivia perdendo muito dinheiro no jogo, como no filme, também levava as amantes para casa. Confesso que esse episódio só aumentou meu desgosto com o universo acadêmico. É muito fácil romantizar ou satirizar a miséria alheia. Depois da bariátrica, passei a não suportar mais participar desse tipo de festinha, não tinha mais a comida como anestésico.

Diante do quadro de saúde no qual me encontrava, minha avó insistiu que eu conhecesse o pastor de sua igreja. Fui com bastante resistência e, claro, com a cara mais emburrada do mundo. O pastor Ricardo me recebeu em sua igreja que fica em um bairro periférico da cidade e foi muito atencioso. Antes de orar comigo, mostrou interesse pela minha história de vida, minha profissão e minha saúde. Por alguma razão, contei que havia me separado de Diego, ele falou que sua filha também havia se separado do marido recentemente. Foi, então, que ele me pareceu ser um sujeito menos preconceituoso e fundamentalista que os demais pastores que conhecia. Claro que não poderia perder a oportunidade de dizer isso a ele, eu quis saber o porquê de ele ser menos rígido. Ele respondeu que sua relação não era com a igreja, não era a denominação de seu templo, mas com Jesus Cristo. Estava ali a resposta que precisava ouvir. Imediatamente, entendi a razão de sua luz!

Oramos eu, ele e minha avó! Minha cara já não estava mais emburrada e lembrei de Joana, a psicanalista intrometida, dizendo que Jesus foi o maior psicólogo que existiu. Então, entre uma ida à missa com a minha mãe e uma ida a algum centro espírita da cidade, passei a orar regularmente com a minha avó que tanto amo. Quando entendermos que "amar ao próximo como a ti mesmo" é, sobretudo, uma mensagem de autocuidado e amor-próprio, vamos nos desgastar muito menos e poupar recursos com ideias vãs e charlatanismo de quem quer que seja.

*

Doutor Luizinho: — Você passou a orar com frequência?
Laurinha: — Quase todos os dias, antes de trabalhar, eu passo na igreja para orar. Ajuda a organizar as minhas ideias. Quase um ritual de meditação.
Roberto: — Pelo menos isso você aprendeu.
Laurinha: — E, naquela época, também fui conversar com um pai de santo no candomblé.
Doutor Luizinho: — Como assim?
Laurinha: — Minha amiga Alessandra ficava me questionando se aquele quadro de adoecimento não era tudo coisa da minha cabeça, eu disse que tinha esse receio também.
Olívia: — Certeza que era tudo coisa da cabeça.
Lívia: — Não acho.
Laurinha: — Bom, na dúvida, Vitória conseguiu uma consulta com o pai de santo do terreiro de candomblé que ela frequenta.

Crônica 20

CONVERSA COM UM PAI DE SANTO

Alessandra volta e meia questionava se meu adoecimento não era uma forma do meu corpo responder à minha obsessão pelo médico. Eu dizia que tentava a todo custo elaborar minhas questões na análise e sarar. Sabia que tinha transferido para o médico minhas questões. Sabia que tinha transferido no *setting* errado minhas neuroses. Contava que tinha essa noção, mas que não via resultados efetivos e que continuava adoecida. Ela me indicou leituras sobre empoderamento feminino. E, como nem Simone de Beauvoir dava jeito, Alessandra me levou para conversar com o pai de santo de seu terreiro de candomblé.

O terreiro ficava na periferia de São Paulo. Um terreiro "raiz". Cheio dos símbolos daquela religião. Infelizmente, naquele dia não haveria ritual, e não tive a oportunidade de acompanhar as manifestações. Alessandra me acompanhou, e pai Paulo conversou comigo. Ele foi muito atencioso e cordial. Escutou toda a história e me disse que essa história de ficar doente por querer a atenção do médico era mais frequente do que eu imaginava. Ele disse que já havia atendido outras mulheres com o mesmo "problema". Foi quando questionei: se minha cabeça estava fazendo aquilo tudo comigo, então toda incorporação dos membros do seu terreiro deveria ser psicológica também. Aproveitei para lembrá-lo que homens também adoecem. Fiquei com fama de mal-educada.

Alessandra questionava por que eu não trocava de equipe multidisciplinar, e eu dizia que sabia que teria que lidar com aquilo, que trocar de médico não resolveria minhas questões. No fundo, acho que sempre soube que tudo não passava de um exercício que eu deveria praticar.

*

Doutor Luizinho: — Entendendo tudo isso, depois dessa jornada espiritual, você melhorou?

Laurinha: — Nada. Ficava cada vez pior. Comecei a pesquisar coisas na internet.

Lívia: — Totalmente sem noção.

Olívia: — E levava as pesquisas para a equipe multidisciplinar.

Doutor Luizinho: — Como assim?

Laurinha: — Invoquei que precisava seguir a dieta FODMAP.

Roberto: — O que é isso?

Doutor Luizinho: — É uma dieta que indica o consumo restrito de alimentos com certos tipos de carboidratos.

Isabel: — O que isso significa na prática?

Doutor Luizinho: — Quer dizer que você tira várias coisas de sua dieta, como os alimentos com glúten e lactose. E você melhorou?

Laurinha: — Mais ou menos. Melhorava, mas não resolvia completamente. O inchaço quando comia melhorava, mas o intestino continuava irritado.

Roberto: — Mas tirar o glúten é bom de qualquer jeito?

Doutor Luizinho: — Retirar muitos alimentos juntos não é aconselhável, tio. Você pode reduzir os nutrientes ingeridos. Se a Laurinha não tinha indicação, não tinha por que retirar.

Laurinha: — Só sei que invoquei. Aí fiz exames para ver se tinha intolerância a glúten e à lactose.

Doutor Luizinho: — Que deram negativos...

Laurinha: — Tudo normal, nenhuma intolerância. Mas continuava inchada, péssima, indisposta.

Isabel: — E mesmo assim essa ingrata não pedia ajuda.

Lívia: — Ia para o hospital sozinha.

Olívia: — E fazia questão de ir quando eu não estava lá.

Laurinha: — Nessa altura, o médico-cirurgião já dizia que teria que operar para aumentar a alça intestinal para que as bactérias se acomodassem e o quadro melhorasse.

Crônica 21

LOGORREICA E POLIQUEIXOSA

Dezembro de 2019, fazia uns dias que havia me acabado no tentador pote de doce de abóbora adoçado com xilitol. Comprei o tentador doce *diet* de abóbora que prometia ter apenas 30 calorias por porção. O que não sabia é que as bactérias do intestino delgado adoram xilitol. O cenário era de uma pessoa com compulsão alimentar diante de um pote de doce supostamente permitido. Comi algumas "poucas" colheradas do docinho e bingo. Um caos gástrico estava começando a acontecer.

A SIBO se manifestou, e foram dias terríveis. Fiquei imprestável: superinchada, cheia das flatulências, indisposta... Um horror... Tive vários episódios de esteatorreia. Não aguentava mais. Uns três dias depois dos episódios, meus pés ficaram inchados e comecei a ter cãibras e formigamento. Reconheci o quadro. Provavelmente, estava perdendo albumina, vitamina B12 e potássio. Olhei para meus cabelos que começavam a ficar volumosos novamente e pensei: *"Sem chance, não vou perdê-los mais uma vez"*. Como se isso fosse o mais importante!

Tentei os probióticos que cortavam a esteatorreia, mas que me deixavam indisposta e inchada. Nada parecia resolver os problemas gástricos. Não aguentava mais, queria apenas viver, para isso precisava dos bons e velhos antibióticos. A data não poderia ser a mais ingrata. Era sábado entre Natal e Réveillon. Estava em casa tentando finalizar a escrita de um livro didático. Entre os episódios de esteatorreia, fiquei uns dias refletindo o quanto aquilo tudo seria influenciado pelo meu estado emocional, agravado pelo excesso de trabalho em pleno recesso. Aí tentava meditação e oração. Então, decidi que, pelo sim, pelo não, não conseguia mais resolver ou controlar aquela situação. Fui até o hospital. Minha esperança era conseguir antibióticos de modo honesto e responsável.

Chegando ao pronto de socorro, passei pela triagem. Eu dizia que estava com esteatorreia, a enfermeira dizia "diarreia?". Eu dizia esteatorreia, ela concordava dizendo "diarreia!". Então, para chegarmos a algum consenso, eu disse "diarreia com gordura". Oremos! Vamos manter o pensamento positivo. Certamente, algum médico com uma postura investigativa me atenderia.

Quando fui chamada ao consultório, um jovem e sério médico, desses que não mostram os dentes ou qualquer emoção, atendeu-me. Ele me pareceu muito atencioso e de fato tinha fama de competente. Perguntou o que estava acontecendo. Naquele momento, meu esgotamento deveria ser incomensurável. Desatei a falar! Contei tudo! Contei o que nunca havia contado nas consultas regulares.

Meu esgotamento era tamanho que decidi falar e contei tudo: quando começaram os episódios de esteatorreia, os inchaços, as flatulências... coisa péssima de se lembrar, a queda proteica, a queda de albumina, meu cansaço, o fato de enxergar pontos pretos... O médico não me interrompia e desatei a falar. Não citei nenhum artigo científico ou pesquisa – afinal, pacientes pedantes não ganham empatia alguma! Apenas descrevi como estava me sentindo.

Quando contei que teria que fazer outra cirurgia para aumentar o intestino, os olhos deles se arregalaram e, finalmente, ele se manifestou dizendo: *Não estou entendendo.* Certeza de que naquele momento ele jurou estar diante de uma paciente doida, senti que me mandaria para a ala psiquiátrica. Finalmente dei a maior deixa ao médico e disse: *Talvez a notícia da cirurgia tenha me abalado tanto que fiquei louca de vez.* Ele concordou, dizendo, com feição assustada: *É.*

Apesar de aparentar dúvidas diante de minhas descrições, o médico foi muito prudente, continuava demonstrando atenção e conduta muito adequada. Mostrei os exames que tinha e indiquei as alterações das enzimas hepáticas. Ele pediu para me examinar e prescreveu remédios para conter meus sintomas, hidratar-me e aliviar as cólicas. Eu perguntei pelos antibióticos, e ele me explicou a razão pela qual não prescreveria: afinal, eram armas poderosas, para que me fossem dados novamente. As bactérias poderiam ficar mais resistentes.

Pelo sim ou pelo não, o jovem médico entrou em contato com meu médico, que autorizou a prescrição dos antibióticos e mandou dizer que me aguardava no consultório. Recado dado com um sorriso sarcástico do médico, que finalmente mostrava os dentes! Obviamente, eu havia sido motivo de alguma piada entre os dois médicos que, a essa altura, o leitor e a leitora já sabem que mereci. Não fiquei ofendida, já nem ligava, o importante é que meu médico havia autorizado a medicação, e viver seria possível naqueles dias.

No dia seguinte, aconteceu algo que jamais deveria ter ocorrido: sem solicitar, tomei conhecimento do laudo do médico que resumidamente dizia: quadro de esteatorreia intermitente, esteatose hepática II, relata quadro agravado por ansiedade, paciente logorreica e poliqueixosa.

Procurei no Google o significado dessas duas últimas palavras e descobri que eram termos psiquiátricos. Aprendi que logorreica é um termo que se refere à compulsão para falar, loquacidade exagerada que se nota em determinados casos de neurose e psicose. Em geral, isso ocorre quando o paciente quer dar vazão ao grande número de ideias que passam por sua cabeça. Poliqueixosa, por sua vez, refere-se ao quadro de pacientes que têm sintomas que não são revelados pelos exames.

No laudo não constava o quadro que mais me afetou naqueles dias, a crise do supercrescimento bacteriano no intestino delgado. Doida, porém medicada a partir do quadro que havia dito! Por um lado, um médico atento que notou o quadro psiquiátrico em uma consulta de plantão: por outro, uma confusão e um laudo de que eu jamais deveria ter tomado conhecimento! Certamente, se não fossem as sessões de análise, perderia o equilíbrio facilmente, tiraria satisfação e envolveria os médicos, amizades seriam seriamente abaladas e os envolvidos na divulgação do laudo teriam complicações profissionais. Confesso que chorei quando recebi aquele laudo – afinal, minhas suspeitas estavam ali. Havia um quadro psiquiátrico evidente do qual, talvez, eu devesse ter sido avisada. Por fim, após alguma perplexidade, aprendi algo para a vida: a verdade pode ser dita de modo pausado e com o mínimo de ansiedade.

Medicada e disposta, no dia seguinte, fui mais uma vez salva pela sororidade. Daquela vez, foi minha amiga Sara, que foi caminhar comigo no parque da cidade e escutou com atenção todo o ocorrido. Sara é uma mulher preta inabalável. Ela cresceu em meio a diversos tipos de vulnerabilidade social e obteve grandes êxitos profissionais e pessoais. Ela não se define por seus méritos ou por suas dificuldades. Poucas pessoas conhecem suas verdades. Não havia ninguém melhor para me encontrar naquela ocasião. Se o antibiótico melhorou o quadro de minha saúde física, Sara acolheu minhas dores afetivas com sua escuta sensível e seu olhar de complacência. Demos boas risadas de toda aquela situação.

Ela questionou por que ainda não havia trocado de médico. Eu disse que já havia tentado sem sucesso em quatro oportunidades "testar" outros gastroenterologistas. O primeiro, um senhor, um "véio" safado, para falar bem a verdade, prescreveu antibióticos e disse que precisava colocar silicone nos seios. O segundo, um jovem gastroenterologista em ascensão, disse que eu estava assistindo muito *Doctor House*, receitou remédio para vermes. O terceiro, doutor Alberto, amigo da família, foi muito objetivo e incisivo em dizer que meu quadro era responsabilidade do meu médico, com quem deveria estabelecer um canal de comunicação. Constrangida, é claro que não contei meus impedimentos. Do contrário, certeza de que ele teria me ajudado de modo efetivo, mesmo que fosse com as palavras certas. A quarta, ao observar meus pés inchados, mandou colocá-los para cima. No final das contas, eu preferia lidar com meus temores imaginários e com meu médico – alguém que, quando eu lhe dava a oportunidade, me escutava do seu modo assertivo.

Daquele encontro com Sara, cheguei à conclusão de que, se não estava nos meus melhores dias, o quadro não era totalmente psiquiátrico. O saldo disso tudo foi que, se havia algum constrangimento na publicação deste livro, a partir desse episódio esse sentimento ganhou outra dimensão: se era para ser "laudada", como dizemos na escola acerca dos alunos que recebem os mais diversos diagnósticos psiquiátricos, pois que fosse em público mesmo.

*

Doutor Luizinho: — Mais uma vez o médico de confiança da família sendo claro e objetivo.

Laurinha: — Só que eu não consegui contar para ele sobre meus "problemas" de comunicação com meu médico. Se eu contasse, ele teria tido a conduta certa também.

Doutor Luizinho: — Depois de tudo, o que você faria?

Laurinha: — Hoje, acho que teria lidado de modo diferente com o processo todo.

Doutor Luizinho: — O que você teria feito de diferente?

Laurinha: — Acho que hoje eu diria para meu médico fitinha: *Seguinte, você me constrange, o que é muito estranho porque nunca tive problema de "bater" nos caras, estou com esse problema de saúde e precisamos resolver. Quanto ao resto, já estou resolvendo na análise, não se preocupe com meu "constrangimento", uma hora eu entendo o rolê todo.*

Doutor Luizinho: — Teria sido direta, mas sabe que seria direito dele indicar você para outro médico, né?

Laurinha: — Não é perfil dele, um louco reconhece o outro. Você acha que um médico como ele escolheria o caminho mais fácil? Desistiria de paciente? Duvido. Se ele desistisse, seria ótimo! Pensaria: "Sujeitinho fraco esse daí, está com medinho da paciente, fala sério!".

Doutor Luizinho: — Praticamente chamaria o cara para o risco.

Laurinha: — Jogaria a real.

Doutor Luizinho: — Você fez análise esse tempo todo?

Laurinha: — Sim, esse tempo todo.

Olívia: — Está explicado por que ficou doida esse tempo todo.

Roberto: — Laurinha fica falando de análise, que ela analisa tudo. Já deu para perceber. Mas o que é isso?

Doutor Luizinho: — Análise é como são chamadas as sessões dos psicanalistas que usam a psicanálise baseada nas ideias de Freud.

Roberto: — Aposto que esse Freud é um esquerdopata.

Doutor Luizinho: — Não, tio. A psicanálise foi criada por Sigmund Freud no final do século XIX. A intenção é compreender a mente humana, os processos mentais e o comportamento através da investigação do inconsciente.

Laurinha: — O inconsciente é a parte mais profunda da mente, onde estão reprimidos desejos, impulsos e memórias.

Doutor Luizinho: — Nesse processo de análise, o paciente deve desvendar o significado por trás dessas memórias.

Laurinha: — Daí eu falar e a Joana fazer seus questionamentos.

Doutor Luizinho: — É explorando a história pessoal, sonhos, fantasias e associações livres que se vão desvendando os significados por trás dos sintomas e sofrimentos psíquicos.

Laurinha: — Você cresceu, garoto!

Olívia: — Peraí, quer dizer que faz cinco anos que a Laurinha ficou tentando entender as fantasias dela?

Lívia: — E pensar que eu tentei apresentar ela para tanta gente lá no samba. Eu teria resolvido isso muito mais rápido e economizaria muito dinheiro.

Laurinha: — Ridículas!

Isabel: — Quanto você gasta por mês com isso?

Roberto: — O dinheiro é dela, ela faz o que quiser, Bel.

Laurinha: — Obrigada por compreender, pai!

Lívia: — Deveria ter se divertido mais, isso sim. Deveria ter ido à praia.

Olívia: — Ter tirado férias. Você percebeu que ela não tirou férias em nenhum momento?

Laurinha: — Quem precisa de férias?

Roberto: — Todo mundo precisa de férias.

Laurinha: — Nunca vi o pai e a mãe tirarem férias!

Doutor Luizinho: — Você não acha que deveria ter ido a uma psicóloga especialista em bariátrica?

Laurinha: — A Joana é bem mais esperta do que eu. Eu precisava de alguém bem experiente para me acompanhar. Sempre tive essa noção.

Doutor Luizinho: — Mas o tempo que a análise demora, o processo todo que o paciente precisa percorrer, talvez não seja o mais adequado para quem faz bariátrica.

Laurinha: — Por um lado, penso que você tem razão em relação a essa questão do tempo, o processo da análise é vagaroso, e o paciente operado tem necessidades imediatas.

Doutor Luizinho: — Exatamente!

Laurinha: — Por outro lado, uma vez a Joana comentou e eu concordei: o obeso é um sujeito voraz, por isso penso que a análise pode ser mais efetiva nesses casos. Para ir a fundo nessa voracidade.

Doutor Luizinho: — O que você entendeu quando ela falou isso? Como você interpretou?

Laurinha: — Os obesos são vistos como ingênuos, aquela história da "gordinha simpática", eu não concordo com isso. Os obesos geralmente são pessoas que gostam de prazeres imediatos. Têm apetite pelas coisas. Odeiam regras.

Isabel: — A Lívia que o diga.

Lívia: — Não é bem assim, mãe.

Olívia: — A Lívia está aí para provar essa tese.

Laurinha: — Realmente, a Lívia é a prova disso. Gosta de tudo que é bom em altas proporções!

Roberto: — Respeitem a irmã de vocês!

Doutor Luizinho: — Tudo bem, já entendi o ponto, mas essa é a sua experiência, às vezes o paciente está em depressão, daí a obesidade.

Laurinha: — Você tem razão. Cada paciente tem sua experiência. Não é possível generalizar. Há questões de ordem genética também. Em todo caso, acho que falta todos os profissionais envolvidos na cirurgia partirem de um pressuposto que vivo repetindo desde que escutei: "A obesidade é uma doença da alma", frase do doutor Luiz Vicente Berti.

Doutor Luizinho: — Aí você resolveu que a Joana deveria acompanhar todo o processo?

Laurinha: — Sim.

Doutor Luizinho: — Como são as sessões?

Laurinha: — Eu falo, falo, falo... E ela faz pequenas intervenções, em geral em forma de perguntas, uma pior que a outra. Ela também sabe me cortar por dentro.

Doutor Luizinho: — Ela faz anotações?

Laurinha: — Assim como eu, ela guarda as coisas que falo na memória. A gente sofre do mesmo problema.

Doutor Luizinho: — Que problema?

Laurinha: — Eu guardo na memória imagens, esqueço facilmente números, datas ou outras informações que acho facilmente na internet, mas não esqueço de algumas coisas.

Doutor Luizinho: — Como assim?

Laurinha: — Por exemplo, contando para você essa história toda das consultas, eu lembro das roupas que as pessoas usavam e do que elas me falavam, dos objetos dos consultórios. Minha memória é um inferno, tem hora. Eu queria esquecer certas coisas.

Lívia: — Realmente, ela é louca. Tem coisa da nossa infância que só ela lembra.

Olívia: — E se não lembra, inventa tão bem que fica parecendo real.

Doutor Luizinho: — Agora fiquei curioso para saber da Joana. Aposto que, para ser experiente, já é uma senhora?

Laurinha: — Ah, sim, bem do jeito que eu gosto, ela é *old school*. Tem a psicanálise como principal ferramenta, mas sabe muito de tudo, por isso que não troco.

Doutor Luizinho: — Como assim?

Laurinha: — Ela entende de várias coisas. Até me dá umas dicas de como ser mais organizada com dinheiro, ferramentas da psicologia comportamental, eu até tenho tentado ser.

Crônica 22

JOANA, A PSICANALISTA INTROMETIDA

Joana me faz séria, introspectiva e analítica. É difícil fazer piada com as sessões que tenho com ela. Às vezes, quando faço alguma, preciso explicar. Ela não gostou de ser chamada de intrometida neste livro. A ideia é brincar com o fato de que é seu papel colocar em questão minhas opções de vida. Ela não gosta especialmente quando xingo o Freud. Quando reprova meu comportamento, costuma fazer questionamentos do tipo: *Está vendo como você é?*, *Suas necessidades vêm em primeiro lugar?* ou *Você não se importa com os sentimentos das pessoas?*. Às vezes ela é mais cruel e afirma coisas do tipo: *Não é seu papel analisar os outros*. Não sei de onde ela tira essas coisas.

Ela é bem séria e muito profissional. Joana me acompanha há mais de cinco anos. Durante o tempo que faço análise, eu sei que ela sofreu algumas perdas familiares e se manteve todo esse tempo muito profissional. Ela nunca fala de sua vida pessoal, mas eu simplesmente sei quando acontece algo e minha vontade é de abraçá-la nessas ocasiões. Minha sensação é de que ela faz tanto por mim e eu não faço nada por ela. Sinto-me culpada por isso.

O que mais admiro em Joana é o fato de ela não ser ortodoxa. Agradeço ao divino todos os dias por ter uma psicanalista que conhece muitas coisas e que considera vários aspectos da formação do ser humano. A verdade é que ela entende de várias teorias. Conversamos sobre literatura, política, religião, educação, entre outras coisas. Ela é musicista e já me disse que Chopin pode me deixar mais agressiva. Não sei de onde tirou essa ideia de que sou agressiva. Eu nunca tive segredos com Joana. É ela quem me ajuda a colocar as coisas em seus devidos lugares. Vive dizendo para eu ser cuidadosa com este livro e que as pessoas podem não gostar. Foi graças a ela que o livro foi ficando muito mais divertido e leve. Como diz doutor Gilberto, meu psiquiatra, com bom humor até a verdade pode ser dita. Quero ver processarem personagens que não existem na realidade. E outra, qualquer coisa, o STF está aí para anular processos!

Joana é muito experiente. Eu não consigo enrolá-la de jeito nenhum. Se faço muito drama, ela mata a charada na hora: *Você tem pulsão de vida e não vai desistir de nada*. Sua competência é notável. Depois de certo tempo de convívio, nota-se que, como uma excelente psicanalista, também tem sua dose de agressividade para o bem. Sabe usar palavras que me cortam por dentro. E, apesar da minha notável predileção pelo amargo e cortante, ela também sabe usar a dose certa de doçura quando preciso. Meu medo sempre foi ficar dependente dela e acho que agora já é tarde.

    Joana coleciona pedras preciosas brasileiras que usa como pingente de seus colares. Muito organizada, nota-se que é bem-sucedida. Percebo sutilmente que gosta de exercer seu poder. Eu a admiro e reconheço o quanto é poderosa. A hora que eu ler isso para ela, vai fazer feição de desdém, mas no fundo vai gostar, pois sabe que eu tenho lá minha razão. Já estou até vendo ela reafirmar: *Não é seu papel analisar os outros...* Fazer o quê?... É o meu jeito! No final das contas, eu sou escritora.

*

Doutor Luizinho: — Já entendi quem é sua psicanalista. Realmente, só alguém assim para lidar com você.

Laurinha: — Eu gosto muito dela.

Doutor Luizinho: — E você elaborou tudo, escutou o médico e operou o intestino pela segunda vez?

Lívia: — Você está falando da Laurinha! Se não complicar, não é a Laurinha.

Olívia: — Só fez a gente passar vergonha.

Lívia: — Ela começou a levar eu ou a Olívia nas consultas.

Isabel: — Essa ingrata começou a aceitar nossa ajuda.

Laurinha: — Das minhas irmãs, eu aceitei. A sua demorou mais um pouco, mãe.

Olívia: — Você não imagina o que ela fazia.

Lívia: — Que vergonha! Se eu fosse você, nem contaria por aí que a Laurinha é sua prima.

Doutor Luizinho: — O que ela fazia?

Olívia: — Eles trataram a Laurinha com um determinado protocolo para SIBO. Pesquisaram qual seria o melhor tratamento. Eu acompanhei. Lembra que tentaram os probióticos e os antibióticos?

Doutor Luizinho: — Sim.

Olívia: — Seguiram pesquisas da universidade sobre isso.

Lívia: — Aí ela invocou e foi fazer as próprias pesquisas.

Laurinha: — Lógico, eu não melhorava de jeito nenhum.

Doutor Luizinho: — Por isso que o doutor Pedro queria operar você novamente.

Laurinha: — Eu tinha medo de operar e ficar na mesma.

Olívia: — Vai vendo!

Lívia: — Aí a gente foi na consulta. Ela tacou um artigo na mesa do doutor Pedro: *Você não me tratou com o protocolo correto*. Eu fiquei morrendo de vergonha.

Laurinha: — Artigo em inglês, diga-se de passagem.

Doutor Luizinho: — Você levou um artigo científico para o médico?

Laurinha: — Claro, ele precisava se atualizar.

Doutor Luizinho: — Você já sabia com quem você estava falando, né?

Laurinha: — Claro!

Doutor Luizinho: — Você levou um artigo científico para um dos melhores médicos dessa área no Brasil.

Laurinha: — Tem paciente muito pior que eu.

Doutor Luizinho: — Pior que você, eu ainda não encontrei.

Laurinha: — E eu mandei o tal do artigo para seu pai dar uma olhada antes. Não sou burra, né? Aí titio falou que minha ideia fazia sentido. Na verdade, foi seu pai que trucou o colega famoso dele. Vai conversar com ele!

Doutor Luizinho: — O que tinha nesse artigo?

Laurinha: — O nome de um antibiótico que ainda não tinha no Brasil para tratamento da SIBO. Aí falei mesmo: *Você não me tratou com o protocolo mais recente!*.

Doutor Luizinho: — E aí?

Lívia: — Ficou puto!

Laurinha: — Mas pediu para ver o artigo. Pelo menos, deu uma atualizada no inglês.

Doutor Luizinho: — E o que vocês resolveram?

Lívia: — Ela causou, para variar.

Laurinha: — Não estava convencida da cirurgia.

Doutor Luizinho: — Antibiótico é antibiótico. Pode ter outro nome, mas certamente você teria o mesmo problema. Resolveria por um tempo, depois o quadro voltaria a ser o mesmo.

Laurinha: — Eu tinha essa noção, mas não me convenci da cirurgia.

Doutor Luizinho: — O que você precisou para se convencer?

Laurinha: — De duas coisas. Uma "junta" médica e meu pai.

Doutor Luizinho: — Como assim?

Laurinha: — De tanto fuçar, achei o vídeo de uma conferência. Não me pergunte qual, nunca mais encontrei esse vídeo. Eu não entendi tudo obviamente, mas me lembro que era um "estudo de caso" de uma paciente lá do hospital da universidade. Uma história muito triste. A paciente tinha feito bariátrica e apresentava sintomas de SIBO parecidos com os meus: flatulências, inchaço, baixa proteica. Socialmente, a vida dela estava desgraçada. Perdeu emprego, e o marido havia largado dela por causa da bebida. Ela virou alcoólatra, além de tudo. Fiquei bem comovida com a história. Todos os médicos da conferência, ao final, demonstravam empatia pelo caso e foram unânimes em afirmar que ela deveria operar para aumentar a alça intestinal para que as bactérias se acomodassem. Lógico que estou explicando do meu jeito. Não sei quais seriam os termos técnicos.

Doutor Luizinho: — Quer dizer que você precisava desenvolver empatia por alguém com uma história parecida com a sua. Aí você finalmente se convenceu!

Laurinha: — Fiquei mais convencida, mas foi meu pai quem me ajudou de uma vez por todas.

Roberto: — Eu? O que eu tenho com isso?

Laurinha: — Te amo, pai!

Isabel: — Enlouqueceu de vez! Nunca falou isso!

Lívia: — Puxa-saco!

Olívia: — Filhinha preferida!

Isabel: — Sempre foi a mais mimada!

Roberto: — O que eu fiz? Não vai me queimar com meus clientes, eu tenho muito cliente conhecido na cidade, eu não ajudei você a perseguir ninguém.

Laurinha: — Não é disso que estou falando.

Crônica 23

CONFIANÇA NO PROCESSO

Quando criança, controlava as brincadeiras... Mandava no que eu, minhas irmãs e minhas primas brincavam. Nem que para isso precisasse ameaçar, dizendo que espalharia o que havia lido no diário delas. Não me orgulho disso. Em parte, me orgulho, para falar a verdade, pois minhas brincadeiras sempre foram as mais criativas. Era uma chantagem com boas intenções. Eu sempre fazia o papel da bruxa. Achava as bruxas muito mais divertidas que as princesas.

Quando adulta, controlava a espécie de casamento que constituí com Diego. Uma mulher bem cruel. Ao menos, acreditava que controlava. Controlava, uma ova. Achava que controlava, depois descobri que ele concordava, mas só fazia o que queria, essa é a verdade.

Só sei que eu não controlava mesmo era o que comia e bebia. O fato é que sempre gostei de mandar. Na universidade, ocupava qualquer espaço que pudesse controlar, nem que para isso eu precisasse trabalhar mais do que deveria, mas era um controle do bem. Se fazia sentido fulano ser convidado para conferência em vez de ciclano, eu dava um jeito de influenciar. Na empresa essa necessidade de controle até que foi boa durante um tempo, foram muitos projetos gerenciados. Na escola, agora, nem que queira ser mandona, os adolescentes não se importam.

Quando optei por realizar a bariátrica, não contei para ninguém que operaria. Não me orgulho nem um pouco disso também. Apenas comuniquei que faria a cirurgia. Tempos mais tarde, Lívia contou que minha mãe chorava muito com medo do procedimento. Havia muito mito em relação a essa cirurgia na minha família. Eu me arrependo de não ter conversado com eles e explicado como as coisas aconteceriam. Não teria me custado nada. Só que não suportava a ideia de quem quer que fosse se intrometesse nessa decisão. Não sou uma pessoa muito fácil, mas devo admitir que costumava ser pior. Muito pior, é verdade!

Antes de fazer a cirurgia para conter o quadro do supercrescimento bacteriano, confesso que causei com a equipe multidisciplinar. O médico-cirurgião apostava na cirurgia. Eu usava argumentos e deixava todos em dúvida se essa seria a melhor decisão.

Usei meus contatos para saber se a cirurgia no intestino seria um procedimento correto. Devo ter atormentado ao menos uns quatro médicos. Todos eram unânimes em afirmar que meu médico era um dos mais competentes do meio, que deveria seguir suas orientações, pois que com certeza ele sabia o que estava fazendo.

Já havíamos realizado uma tentativa com antibióticos e probióticos. A melhora durava algum tempo, depois o quadro de flatulências, esteatorreia e indisposição voltavam. O médico-cirurgião não apostava mais nos remédios, eu — veja só — insistia que ele havia me tratado com o protocolo errado. Tudo isso porque achei um artigo que sugeria um medicamento diferente daquele com que ele me tratou. Também era antibiótico, mas tinha outro nome. Ele insistia que a cirurgia seria o procedimento mais correto. Eu, sem noção, levei o artigo para o médico. Uma coisa é uma paciente psiquiátrica sem noção, outra coisa é uma paciente psiquiátrica sem noção conhecedora do Google Acadêmico. Uma louca com doutorado pode ser mais nociva que os demais. Atormentava todos e todas com minhas questões.

Meus pais não sabiam mais o que fazer! Foi quando meu pai me levou à casa de um grande amigo da família, um cirurgião gastroenterologista reconhecido por sua competência e muito respeitado. Doutor Alberto tem um lugar especial em nossas orações, pois, mesmo não sendo sua especialidade, há 30 anos ele salvou a perna esquerda do meu pai.

Meu avô erroneamente havia preparado uma armadilha com uma espingarda calibre 12 em uma das margens do rio de Atibaia, na chácara da família, para capturar capivaras. Durante a noite, meu pai resolveu armar redes para pescar e se esqueceu do local em que a tal armadilha se encontrava. Foi quando se deparou com a armadilha e tomou os tiros na perna. Foi aquela correria para o hospital. O primeiro médico fechou a perna do jeito que o ferimento se encontrava, e a amputação seria questão de tempo. Doutor Alberto, ao tomar conhecimento da situação, teve um *insight*, abriu o ferimento e tratou do curativo diariamente durante seis meses. Felizmente, meu pai não perdeu a perna e durante anos jogou futebol, sua paixão. As consequências do ato do doutor Alberto em nossas vidas são inimagináveis.

Naquele dia, doutor Alberto em sua casa me escutou com muita atenção. Ele viu na hora o quadro no qual me encontrava. Hoje, lembro de seu olhar bondoso mediante a minha história. Notou na hora o quadro de ansiedade no qual estava. Minha fala desenfreada. Minhas citações do Google. Google Acadêmico, vejam só. Então, ele só me disse para confiar e que ele próprio já havia passado por um procedimento cirúrgico e que deixou o médico fazer o papel dele. Doutora Clara também estava presente, esposa do doutor Alberto, disse-me para rezar e ter fé. Ela, inclusive, disse: *Reze uma vez só com muita fé.* Lembro de ela ter dito que não deveria ficar repetindo diversas vezes a mesma coisa. A verdade precisava ser dita com autoridade.

Operei e ocorreu tudo bem! O quadro melhorou significativamente, sobretudo os inchaços, mas só veio a melhorar mesmo quando comecei a trabalhar com estabilidade e a ficar mais calma. O fato é que, se eu tivesse começado por pedir ajuda na família, em vez de sair por aí desenfreadamente atormentando geral, teria poupado muito estresse. Porém, como disse, sentia-me autossuficiente e estava afastada de todo mundo da família por questões políticas. Uma verdadeira imbecil! A solução estava o tempo todo em conversar com dois médicos de confiança que me conhecem desde sempre. Sabem que somos todos ansiosos na família, que falamos demais e somos exagerados. Piadas à parte que estão presentes neste livro, acredito que a grande função desta longa narrativa é valorizar a figura do médico de família no processo da bariátrica, uma cirurgia nada simples, que envolve diversas facetas da constituição identitária do paciente e da organização familiar.

Pai, eu te amo! Desse episódio, ficou como saldo o esquecimento de nossas diferenças políticas e a certeza de que deveria ter sido menos teimosa e usado minha principal conexão, o senhor. Precisei ficar adoecida para aprender a pedir ajuda para os meus.

Precisei ficar doente para aprender a ser menos controladora. Como paciente, a certeza de que não controlamos tudo e que se permitir ser cuidada é um processo que envolve confiança. Aprendi que operar significa tomar uma decisão, confiar no processo e nos envolvidos. É claro que não vamos entregar nossa vida nas mãos de qualquer maluco, mas, quando temos referência e o profissional nos passa credibilidade, não faz sentido querer controlar todo o processo.

*

Doutor Luizinho: — Finalmente, você admite a importância do médico de família na cirurgia bariátrica.

Laurinha: — Com certeza falta essa figura. Essa é minha experiência, mas deve fazer falta em tantos outros procedimentos cirúrgicos.

Doutor Luizinho: — Sem contar que haveria muita economia dos convênios com procedimentos desnecessários.

Laurinha: — Espero que vocês tenham o devido valor.

Roberto: — Não imaginava que tinha ajudado você desse jeito. Deveria ter pedido ajuda antes.

Isabel: — Penou por ser teimosa e arrogante.

Laurinha: — Eu sei, eu sei.

Lívia: — Conta a história do Facebook da irmã do doutor Pedro.

Laurinha: — Nem morta!

Isabel: — Meu Deus, ela envolveu a família.

Lívia: — Agora, conta!

Laurinha: — Jamais.

Doutor Luizinho: — Prima, nada mais pode me surpreender.

Laurinha: — Quando você for gostar...

Olívia: — Se apaixonar.

Laurinha: — Tenho dificuldade de usar esse termo.

Doutor Luizinho: — Será bom você verbalizar.

Laurinha: — Não consigo. Prefiro dizer que foi tudo síndrome do jaleco branco.

Roberto: — Síndrome do quê?

Doutor Luizinho: — Síndrome do jaleco branco, tio. É uma condição na qual a pressão arterial do paciente aumenta quando está em um ambiente hospitalar ou médico, por causa da ansiedade ou nervosismo que esses locais dão nessas pessoas.

Laurinha: — Era só isso daí que eu tinha, certeza!

Lívia: — Era, sim... Até parece... Você tinha era uma meta.

Olívia: — A meta que era uma meta.

Doutor Luizinho: — É, Laurinha, você sempre se saiu bem nas consultas com outros médicos. Aliás, desde adolescente, você enrolou vários deles. O que aconteceu de diferente dessa vez?

Laurinha: — Eu já falei isso. A Joana explicou... Ela disse que todo cirurgião precisa usar a agressividade para o bem e que eu admiro isso nas pessoas.

Olívia: — Admira muito, pelo jeito.

Doutor Luizinho: — Você acha que todo cirurgião é agressivo?

Laurinha: — Posso arrumar confusão com essa ideia, mas acho que os cirurgiões, homens e mulheres, usam a agressividade para o bem. É um elogio. Claro que têm alguns bem fracos, como em qualquer área, pessoas nada vocacionadas fazendo muita besteira nesse meio também. Não é feio ganhar dinheiro, mas, quando essa é a única motivação, a chance de dar ruim é grande.

Doutor Luizinho: — O que é essa pulsão agressiva para você?

Laurinha: — Uma força que vem de dentro. Penso que todos nós temos que ter, na medida certa, pulsão agressiva que pode e deve ser usada para o bem.

Doutor Luizinho: — Mas conta quando você se apaixo...

Laurinha: — Não vou usar a palavra, não... Foi tudo culpa do professor Carlos, que mandou a gente estudar Bourdieu na faculdade.

Doutor Luizinho: — Prima, você está falando da teoria de capital social e cultural?

Olívia: — Coitados dos seus pais! Acharam que uma boa escola ia garantir alguma coisa, virou comunista.

Doutor Luizinho: — Você está me deixando confuso, Laurinha. O que Bourdieu tem a ver com isso tudo?

Laurinha: — Ué? Um sujeito escolarizado cheio dos contatinhos importantes na cidade! Eu vi na hora a história toda! Seria ótimo para meus planos de melhorar o Índice de Desenvolvimento da Educação Básica, o tal do Ideb da cidade.

Roberto: — Fumou maconha antes de vir pra cá? Está louca?

Doutor Luizinho: — Falando bem de modo geral, tio. Bourdieu é um sociólogo francês que diz que suas conexões, rede de relacionamentos, é algo que você tem e que pode ser usado para alcançar poder político.

Laurinha: — Com quem você e seu pai estavam esses dias tomando umas e outras que estou sabendo?

Doutor Luizinho: — Com o doutor Pedro.

Laurinha: — Com quem mais?

Doutor Luizinho: — O prefeito.

Lívia: — E você achou que seria apresentada ao prefeito e seria a próxima secretária de educação?

Laurinha: — Eu não, estou falando de Jesus.

Doutor Luizinho: — Jesus?

Laurinha: — Sim, estava trocando uma ideia com Jesus, que reclamou que não tinha como mandar embora da escola quem não trabalhava. Eu falei: *Beleza, é isso que você quer?*.

Roberto: — Jesus queria mandar vagabundo embora?

Laurinha: — Não chegou a usar essas palavras, mas eu acredito que sim. Só sei que aí eu falei: *Deixa que eu resolvo*.

Olívia: — E você iria resolver isso como?

Laurinha: — Usando as conexões do doutor fitinha. Apresentaria Jesus ao prefeito.

Doutor Luizinho: — Jesus?

Lívia: — Melhor ter deixado quieta essa história.

Laurinha: — Jesus aumenta a meta por onde passa. Jesus trabalha tanto que não suporta trabalhar com vagabundo. Jesus não vota em bandido, nem genocida. Jesus é o nome ideal para a pasta da educação! Jesus está na escola sempre que necessário... Quando faz sentido, eu só vejo a meta e vou!

Doutor Luizinho: — Jesus?

Laurinha: — Sim, Jesus tem mérito! Não é esse povo da saúde que gosta de mérito? Eu pensei: *Já sei, vou mostrar o que é mérito para o médico prefeito*.

Olívia: — Melhor não perguntar mais nada.

Isabel: — Jesus, só por Deus!

Lívia: — Mas quem é Jesus?

Olívia: — Tem certeza de que você quer saber?

Laurinha: — A Sara de Jesus, a melhor coordenadora da rede.

Isabel: — Graças a Deus!

Lívia: — Ufa! Achei que você estava vendo Jesus na goiabeira.

Roberto: — Mas até você conhece o prefeito.

Laurinha: — É, pensando bem, todo mundo conhece.

Doutor Luizinho: — Não sei se sua motivação era exatamente política nesse caso.

Olívia: — A meta que era uma verdadeira meta.

Lívia: — A meta da meta.

Laurinha: — Palhaças! A questão é que eu já sabia a história toda, sem saber quem era o cara. Eu sou muito intuitiva para falar a verdade. Empreendedora, falem o que quiserem.

Lívia: — Sem saber quem era o cara?! Muito cara de pau.

Laurinha: — Eu tô falando... Vi na hora!

Olívia: — Até no histórico acadêmico ela fuçou!

Isabel: — Você analisou o histórico acadêmico do seu médico?

Doutor Luizinho: — Como assim?

Laurinha: — Não fiz nada de ilegal. Estava tudo lá no sistema da universidade, e eu tinha acesso. Não ganhava para ser professora colaboradora, algum proveito tinha que tirar.

Isabel: — Eu avisei que essa história de trabalhar sem ganhar iria deixar você louca uma hora. Foi antes do que esperava.

Roberto: — Uma exploração isso de ficar trabalhando de graça para quem sabe um dia virar professora da universidade! Isso é brincar com o sonho das pessoas.

Laurinha: — É o preço que se paga, pai! É uma oportunidade ser professora colaboradora.

Lívia: — Aí você foi fuçar no sistema...

Laurinha: — Fico pensando quantas reuniões serão feitas para discutirem o nível de acesso dos professores, se alguém souber disso tudo.

Doutor Luizinho: — Com certeza vão rever isso daí.

Laurinha: — Fala sério? Em que mundo professores precisam acessar todos os documentos de todos os alunos que passaram pela pós-graduação?

Lívia: — Mesmo sabendo que isso seria antiético, você foi consultar?

Laurinha: — Ética? Estamos no Brasil! STF está aí para anular o processo. Eu só queria saber se o futuro pai dos meus filhos foi um bom aluno! Só isso!

Roberto: — Filha, mas você nunca desejou ser mãe!

Laurinha: — Estranho isso, né?

Lívia: — Tudo porque queria...

Olívia: — Uma meta, fala logo!

Laurinha: — Ridículas!

Doutor Luizinho: — E o doutor Pedro foi bom aluno?

Laurinha: — É, primo, estou vendo que herdou esse lado fofoqueiro do seu pai... Foi, foi sim. Enrolado, demorou para concluir o doutorado, se for comparar comigo. É que fiz doutorado direto, sou diferentona!

Isabel: — Aposto que seu médico estava trabalhando duro, ao contrário de você, que fez tudo com bolsa. Uma mimada, privilegiada.

Roberto: — Mas nossa filha trabalhou duro na universidade durante o doutorado.

Laurinha: — Trabalhei mesmo durante a graduação e na pós-graduação. Nossa, como trabalhei!

Isabel: — Trabalhou tanto que resolveu largar tudo depois da bariátrica.

Laurinha: — Virei empreendedora! Não deu nada certo, mas testei várias coisas, deveria dar cursos de como falir um empreendimento.

Lívia: — Fala logo que você fuçou nas redes sociais e encontrou a página do Facebook da irmã do doutor Pedro.

Laurinha: — Eu tenho vergonha!

Isabel: — Que bom que você ainda tem vergonha de alguma coisa.

Roberto: — Filha, todo mundo já fez loucura.

Laurinha: — Estava atuando na paralela. Vou dar uma lição agora para a vida!

Isabel: — A cerveja zero começou a fazer efeito.

Laurinha: — Quando você ficar meio assim...

Lívia: — Meio assim?

Olívia: — Apaixonadinha.

Laurinha: — Isso... Não quero usar esse termo... Fique isso daí que você falou, por alguém que tenha a irmã certa. Vocês não vão acreditar!

Lívia: — O quê?

Olívia: — Fala logo!

Laurinha: — Eu comecei a frequentar o Grupo Mulheres do Brasil por causa disso.

Doutor Luizinho: — Disso o quê?

Laurinha: — Disso daí...

Doutor Luizinho: — Fala... Tenta...

Laurinha: — Tenho vergonha... Só sei que deu muito certo!

Doutor Luizinho: — Como assim? Não estou entendendo!

Laurinha: — A irmã do doutor Pedro curtia a página desse grupo no Facebook, aí pensei: *Já sei, vou virar amiga dela e vou frequentar o mesmo grupo.*

Doutor Luizinho: — Deu certo?

Laurinha: — Não muito, eu tenho vergonha. Ela é feminista, e eu meio que comecei a frequentar o grupo por causa de vocês sabem quem. Sei lá, pega mal. Mas eu adorei o grupo! Primeiro porque descobri que toda minha investigação tinha um nome.

Olívia: — LOUCURA.

Lívia: — INSANIDADE.

Isabel: — VERGONHA! Isso chama VEXAME.

Laurinha: — EMPREENDEDORISMO! Além de fazer várias conexões. Muitas conexões com CELEBRIDADES e AUTORIDADES!

Doutor Luizinho: — Entendi.

Laurinha: — CELEBRIDADES e AUTORIDADES. Aprenda com a priminha aqui, SONHAR GRANDE E SONHAR PEQUENO DÁ O MESMO TRABALHO.

Crônica 24

CONEXÕES DIVERSAS

Início de março de 2020, noite de segunda-feira, éramos cerca de dez mulheres interessadas em compreender aspectos do que vem a ser empreendedorismo. Eu, que ainda não tinha meu CNPJ aberto, não sabia muito bem o que estava fazendo ali. Foi, então, que o facilitador do curso apresentou um bonequinho. Não... não era um boneco de vodu. Não cheguei a tanto. Era a tal da persona. O facilitador começou a questionar quais são as experiências, os hábitos e os costumes de potenciais clientes de nossos empreendimentos. Comecei a reconhecer algumas pesquisas que havia feito, não interessam as razões, mas que vocês já conhecem. Foi quando me dei conta de que já tinha certo conhecimento notório.

Dizem que o empreendedor é a pessoa que assume o risco e a responsabilidade pela criação, organização e liderança de um projeto. Dizem que o empreendedor é movido por paixão, visão e desejo de criar algo significativo. O empreendedor precisa ter criatividade, tomar decisões, testar inovações e ter resiliência. É aquele que enfrenta desafios e incertezas.

Graças a um doutor fitinha aí, que a essa altura vocês já sabem quem é, descobri que tenho facilidade para empreender! Graças a uma espécie de paixão que pode ser compreendida como uma loucura... Isso, melhor termo... Loucura só pode... prefiro ser louca a apaixonada... Só sei que aprendi a analisar dados, construir persona, atuar na paralela, investir recursos, quebrar regras de *compliance*, criar uma marca e fazer *marketing* pessoal. Deu tudo errado, já vou logo dizendo! Um caso de fracasso, para ser sincera!

Foi no Grupo Mulheres do Brasil (GMB) que aprendi que minha postura tinha nome: empreendedorismo. Criado em 2013, o GMB é um grupo de mulheres suprapartidário, preocupado com diferentes questões sociais, que tem como objetivo a conquista de melhorias para o país. O GMB é presidido pela conhecida Luiza Trajano — uma das maiores empresárias do Brasil. Ela nem sonha, mas foi uma grande *coaching* do meu fracassado empreendimento.

Uma das iniciativas do grupo presidido por Luiza é desenvolver projetos que promovam o empreendedorismo entre as mulheres. Foi no curso que abre esta crônica, realizado pelo grupo, que percebi que havia adotado diversas práticas de empreendedorismo por um cara aí, que vocês já sabem quem é. Confesso que, apesar da gravidade da minha loucura, fiquei orgulhosa de saber que tenho intuição e instinto para empreender.

Nesse grupo, em que conheci mulheres incríveis, claro que não passei a vergonha de contar para elas que estava totalmente "fora da casinha" e que havia chegado lá porque a irmã daquele cara, aquele fitinha que vocês já sabem que é, havia curtido a página do grupo no Facebook. Não passaria esse vexame por nada diante daquelas mulheres empoderadas. Mas fica a lição, quando se apaixonarem por alguém ou ficarem doidas da cabeça como eu, enlouqueçam por alguém com a irmã certa! Posso passar o vexame que for, mas enlouquecer por alguém que tenha uma irmã feminista no meu caso foi ótimo, rendeu meu primeiro CNPJ, um ótimo dinheiro extra, o desenvolvimento de projetos incríveis e a abertura de visão para várias coisas, como o conceito de competências!

É verdade que na universidade eu sempre tive vínculo com importantes lideranças femininas, mas não conversávamos sobre empreendedorismo. Não empregamos esse nome na academia. Geralmente, as metas impostas ficam aquém da capacidade criativa das pessoas. Eu sei bem que posso ser criticada por essa fala, mas o que quero dizer é que em geral as pessoas têm mais capacidade criativa do que aquelas mensuradas. São muitas coisas interessantes que não são computadas pelas agências de fomento. Os projetos em escolas e a docência na graduação, por exemplo, não têm o devido valor, por mais incrível que isso possa parecer.

Eu me realizei no grupo presidido pela dona Luiza. No núcleo de Campinas fizemos várias atividades. Logo que cheguei, virei líder do comitê da educação. Não... não foi exatamente por mérito, a verdade é que elas não tinham muita opção e conquistei a vaga que estava praticamente vazia. Uma vez líder do comitê, realizamos vários eventos discutindo o conceito de competências, saúde mental dos profissionais da educação e o momento pandêmico que estávamos vivendo e seus impactos na escola.

Nesses eventos, prezamos pela diversidade dos participantes. Eram convidados professores da escola, autoridades políticas, empresários, atletas e artistas. Fizemos a maior mistura, e o material ficou diverso – do jeito que gosto. Criando esses espaços de discussão, consegui inovar mais do que na universidade, pois não havia a necessidade de convidar apenas pessoas com currículo Lattes. Se fazia sentido, se havia aderência ao tema, poderíamos escutar quem fosse. Também estávamos livres de preconceitos de torcidas organizadas, seja da direita ou da esquerda.

Nesse grupo tive contato com mulheres que aprendi a admirar e a respeitar. Ruth Cleto foi uma delas, ela foi uma espécie de *coaching* para mim no tempo que participei do grupo. Nos eventos que organizamos, aprendi a falar com as pessoas de forma mais objetiva, a ser menos confusa em minhas colocações, a ser mais objetiva e transparente nas minhas decisões, a usar minhas conexões, a testar coisas, a valorizar ainda mais a diversidade, a ser mais ágil, a pedir desculpas e voltar para atrás quando errada. Ruthinha, como é conhecida na cidade, tem uma alegria e um bom humor gostosos de se conviver. Foi com ela que aprendi a ideia de que sonhar grande e sonhar pequeno dá o mesmo trabalho. Não bati a meta inicial, mas concluí um livro. Ela é de luz! Graças a suas conexões, desenvolvemos um projeto com teatro na escola, o "Teatro do Acaso", com a liderança da incrível Beth Goulart.

O Teatro do Acaso

Em junho de 2020, momento pandêmico, ao percorrer a infinidade de *lives* do Instagram, sem critério ou intenção, me deparei com Beth Goulart descrevendo um projeto de iniciação teatral que havia realizado com futuras professoras. Ao ser entrevistada por Maria Torres, uma educadora especialista em desenvolvimento profissional, a atriz destacou as diversas competências mobilizadas à medida que aquelas futuras professoras realizavam práticas teatrais.

Beth Goulart é uma reconhecida atriz brasileira que figura entre os grandes nomes do teatro, do cinema e da televisão no Brasil. Quando questionada sobre quando decidiu ser atriz, volta e meia, retoma as palavras de Clarice Lispector: "Vocação é diferente de talento. Pode-se ter vocação e não ter talento, isto é, pode-se ser chamado e não saber como ir". Beth, nascida e criada em um lar cheio de amorosidade e artes, quando criança, liderava as brincadeiras de encenação, atribuindo papéis e dirigindo as outras crianças. Conta que sempre se sentia chamada a atuar e a dirigir.

Eu já tinha conhecimento de que a Beth Goulart era participante e atuante no GMB. Então, falei com a Ruth, que conseguiu o contato da Beth, para quem imediatamente mandamos uma mensagem. A atriz respondeu que poderíamos conversar. Confesso que fiquei muita ansiosa com aquele primeiro contato. Afinal, além de ser uma atriz extremamente reconhecida, Beth é a principal intérprete de Clarice Lispector no Brasil. Em minha imaginação, falaria com a atriz e, sobretudo, com a intérprete de Clarice, autora que me ajuda a curar a alma todos os dias.

Em meados de julho, Ruth e eu realizamos a primeira reunião *online* com Beth. A atriz contou para nós sobre o projeto realizado no Rio de Janeiro, denominado "Teatro do Acaso", criado por ela e desenvolvido como iniciativa do projeto "Pró Saber", de formação de professores em associação ao GMB. O Teatro do Acaso é um método criado pela atriz, que estimula e desenvolve uma linguagem teatral baseada na história de vida de cada participante. Na prática, as histórias pessoais trazidas pelas participantes sobre determinados temas são exploradas na composição de um roteiro.

Uma vez definido que o curso aconteceria, passamos a nos reunir *online* semanalmente para planejá-lo. Eu, com minha mania de controle, em todo encontro apresentava o desenho do que imaginava que poderia ser o formato de cada aula. Beth, com amorosidade, explicava que poderíamos ter calma, pois as pessoas ocupariam o espaço, e o curso aconteceria. Àquela altura, deveríamos nos preocupar com a concepção da proposta e em entender como seria um processo baseado na arqueologia do saber.

Em parceria entre o comitê de educação do GMB de Campinas e uma escola estadual situada na zona rural da cidade, começamos o curso que ocorreu de modo híbrido: presencial e virtual. Nessa toada, a peça *Talvez... o amor* surgiu. As professoras trouxeram suas compreensões sobre o amor. Um lindo roteiro foi criado sob a liderança de Beth, e a peça surgiu. Minha parte do texto era sobre o amor inventado, dizia algo como: *Eu amei o que talvez não existisse, mas o que eu concebia*, uma alusão ao momento pelo qual estava passando. Afinal, sabia que a persona que eu criara era uma concepção minha e que talvez não existisse de fato.

À medida que as doze professoras participantes se envolveram nas práticas teatrais, ficou evidente o desenvolvimento de escuta, resiliência, colaboração, diferentes atitudes de liderança, expressão corporal, autoconhecimento, comunicação e criatividade. De modo geral, o que se pôde observar foi a aquisição de diferentes tipos de competências e habilidades em torno de práticas teatrais.

Ao longo do desenvolvimento da peça, Ruth participou de todas as aulas e realizou anotações para que, em seguida, Beth, ela e eu pudéssemos nos reunir para avançarmos no desenvolvimento do projeto. A partir da interlocução com Beth e Ruth, à medida que o tempo passava, minha ansiedade era contida, eu começava a acessar a serenidade que havia naquela proposta.

Minha experiência com formação de professores foi, sobretudo, constituída na universidade. Naquele ambiente original, aprendi muito e tive muitas oportunidades, graças ao meu orientador de doutorado que sempre "deu corda" para meus projetos. Estava acostumada a realizar muitas atividades simultaneamente e havia aprendido a liderar projetos e eventos acadêmicos para numerosos participantes, mas devo confessar que resolvia os impedimentos de um modo político. Em diversas ocasiões, minha tendência era a de dar um jeito nos conflitos, colocando panos quentes e resolvendo na surdina de modo autoritário.

No decorrer do projeto teatral, não foram poucas vezes que Ruth me ligou dizendo que deveria ser mais assertiva e honesta com a situação. Era ali uma mulher me ensinando a fazer as coisas com lealdade. Imediatamente entendia e ficava constrangida com a minha politicagem.

A mentoria da Ruth reverberou para além daquele projeto e mudei minha postura em meu trabalho, que já não era mais acadêmico, e sim no corporativo de um grande grupo educacional. Começava na mesma ocasião a liderar um projeto de implementação de inovações nos currículos dos cursos de formação de professores que impactaria mais de 200 mil professores em formação.

Na constituição daquela peça teatral, Ruth me orientou com muita amorosidade durante o processo. Por um lado, Beth estava nos presenteando com sua presença e *expertise* em realizar um projeto de iniciação teatral com professoras. Por outro lado, Ruth, com sua capacidade de enxergar pessoas, colocaria em prática sua capacidade de criar espaço para o nosso desenvolvimento profissional.

Foi no momento em que comecei a participar do GMB que tomei coragem e abri meu próprio CNPJ. Passei a conciliar meu trabalho na empresa com a produção de material didático. Minha atuação no corporativo da empresa em que trabalhava ficou muito mais focada. Comecei a empreender, mesmo no CNPJ do outro, e a ter meu próprio CNPJ na paralela, para fazer rendimentos extras. Eu escutei muito as coisas da Luiza Trajano. Não foi só de loucura que vivi no pós-operatório, aprendi muito sobre mim — uma das coisas que conheci a meu respeito foi a empatia — e adotei para a vida o lema da dona Lu, que diz "O melhor de mim e o melhor do outro".

Na empresa em que trabalhava, passei a bater todas as metas. Quando me pediam para gerenciar dez projetos, eu entregava 20. Meus projetos, apesar de serem da área da educação, estrategicamente eram vinculados ao grupo da saúde. O que não nos faltava era "apetite" para bater as metas. Passei a liderar uma equipe com mais de 20 profissionais, para inovar os currículos dos cursos de licenciatura. Tudo isso deu certo, até que me fizeram seguir regras rígidas de notação nos sistemas da empresa. Meu trabalho deixou de ser criativo e virou burocrático. Esse foi o momento mais difícil, e a vida ficou insuportável, perdia qualquer alegria e vontade de ligar o computador. Foi, então, que comecei a tratar o TDAH com o Venvanse®, que foi o caos, e a bipolaridade foi diagnosticada.

*

Doutor Luizinho: — Tudo isso porque você foi fuçar no Facebook da irmã do doutor Pedro.

Laurinha: — E fiz conexões com CELEBRIDADES... Sonhar grande e sonhar pequeno dá o mesmo trabalho.

Doutor Luizinho: — Por que você parou de participar do grupo?

Laurinha: — Eu fiquei mal depois que tive a crise de mania com o Venvanse®. Larguei tudo, e agora é que estou retomando minhas coisas.

Lívia: — Mas, antes de largar tudo, ela fez mais confusão. Quando parou de falar de cortes por aí e a gente achou que tinha passado, ela começou com outra história.

Doutor Luizinho: — Que história?

Olívia: — Começou a publicar artigos no jornal sobre "competências"!

Lívia: — Competências de quem, adivinha?

Olívia: — De cirurgiões, é claro.

Laurinha: — Não foi bem isso... Cirurgiões, artistas, atletas, professores... Abriu minha cabeça!

Doutor Luizinho: — Como assim?

Laurinha: — Artigos excelentes.

Doutor Luizinho: — Vários?

Laurinha: — Passei a olhar para outros aspectos da educação.

Doutor Luizinho: — Como assim?

Olívia: — Só sabe perguntar "como assim".

Laurinha: — Entrevistei a professora Rita Mozetti, a atriz Beth Goulart, a tenista Vera Cleto e o doutor Otávio Galvão sobre competências.

Lívia: — Claro que tinha que ter um cirurgião na história.

Olívia: — Aí misturou a música do Caetano Veloso com a história da melhor professora do Brasil e a de sujeito misterioso iluminado.

Laurinha: — Palhaça! Não quero lembrar disso tudo. Mas a verdade é que eu adoro esses artigos. Abriram minha cabeça.

Doutor Luizinho: — Como assim?

Olívia: — Você pode perguntar "por que" de vez em quando, só sabe falar "como assim", tô ficando irritada!

Lívia: — Deixa o Luizinho falar do jeito que ele quiser.

Laurinha: — Passei a acreditar que todos nós temos algo a ser trabalhado, um dom, uma vocação que vem conosco.

Isabel: — Finalmente, começou a acreditar em Deus. Porque, na defesa da tese dela, agradeceu todo mundo, menos a Deus.

Roberto: — Como dizem, Deus corrige os seus.

Laurinha: — Passei a defender que todos trazemos algo dentro de nós que pode ser trabalhado, disciplinado e desenvolvido.

Olívia: — Imagina o povo da universidade lendo isso.

Lívia: — Vão dizer que você ficou louca.

Laurinha: — Realmente, algo que jamais poderia dizer em meus estudos acadêmicos.

Isabel: — Precisou fazer uma bariátrica para acreditar de verdade em Deus.

Doutor Luizinho: — E por que você resolveu a se aprofundar nesse assunto?

Laurinha: — Por quê? Por quê? Não quero falar...

Doutor Luizinho: — Você acha que alguma coisa ainda pode me surpreender, prima?

Laurinha: — Ah, sei lá... Quando eu dizia que iria trocar de médico, todo mundo me falava que o doutor Pedro era o mais competente, mas eu já sabia disso desde a primeira consulta.

Doutor Luizinho: — Disso o quê?

Laurinha: — Parece maluquice.

Isabel: — Você ainda acha que só parece?

Olívia: — Eu tenho certeza que é.

Doutor Luizinho: — Fala, prima!

Laurinha: — Às vezes, eu bato o olho e vejo a história toda. Acho que é coisa de escritora.

Roberto: — E daí o que aconteceu?

Laurinha: — Nessa época, o currículo nacional foi lançado, que é centrado em competências. Resolvi estudar isso.

Doutor Luizinho: — Misturou tudo? O currículo nacional? A competência do médico?

Laurinha: — Ah, sei lá, eu misturo tudo mesmo. Sempre fiz isso. Mas não tem nada a ver com meu quadro médico. Não preciso contar.

Olívia: — Loucura tem a ver, sim!

Lívia: — Obsessão, dá um seriado no Netflix.

Laurinha: — Essa é a parte séria do processo todo. Não tem piada nisso.

Doutor Luizinho: — Por que você diz isso?

Laurinha: — Toda vez que vejo uma criança sendo massacrada pela escola tradicional, fico pensando o que aconteceria se essa criança tivesse oportunidade de saber qual é o seu talento, o seu dom, a sua vocação, o seu chamado. Nosso país desperdiça talentos todos os dias. E muitas vezes, nós, professores, somos coniventes.

Lívia: — Agora, a culpa é dos professores? As escolas não têm recursos, e a culpa é nossa?

Laurinha: — Concordo que faltam recursos, mas precisamos perceber as crianças como a Rita.

Crônica 25

O QUE SÃO COMPETÊNCIAS?

Na conhecida música, Caetano Veloso canta "existe alguém em nós, em muito dentre nós esse alguém que brilha mais do que milhões de sóis e que a escuridão conhece também. Existe alguém aqui no fundo de você e de mim que grita para quem quiser ouvir...". A mensagem do cantor baiano pode ser interpretada de diferentes maneiras. Acredito que nos remete aos talentos que estão guardados em nós, à espera da oportunidade para florescer.

Ao longo de 2020, publiquei artigos sobre o que seriam as competências na educação e em outras áreas do conhecimento. Fazendo analogia com o trabalho de um cirurgião que precisa ter profundos conhecimentos teóricos, dominar técnicas e ser comprometido com a vida, concluí que competência pode ser definida como o conjunto de conhecimentos, habilidades e atitudes mobilizadas em um cenário complexo.

Para além do conceitual, conheci histórias de vida de diferentes especialistas e profissionais que se destacaram por terem alcançado níveis de excelência em suas áreas de atuação. Com doutor Otávio Galvão, reconhecido cirurgião, aprendi que competência envolve, ao menos, três fatores: oportunidade para reconhecer o próprio talento para o desenvolvimento de uma profissão; dedicação intensa, estudo contínuo e atualização constante; e humildade para reconhecer os próprios erros e corrigir a prática desenvolvida profissionalmente.

Para Vera Cleto, tenista que conquistou diversos títulos nacionais e internacionais, competência envolve: esforço, disciplina, foco, dedicação e constância. À medida que o atleta avança em sua carreira, ele precisa cuidar de estratégias, da análise do adversário e entender que as derrotas devem servir para o aprimoramento de seu jogo.

Beth Goulart, atriz premiada, recorreu a Clarice Lispector, dizendo que vocação é diferente de talento. Você pode ser chamado, mas não saber como ir. Segundo ela, todos nós nascemos com um dom que pode virar talento e para isso precisamos elaborar, descobrir, estudar... Esse dom deve ser tratado como uma pedra bruta que, sendo lapidada, transforma-se em uma pedra preciosa. Seria preciso compreender qual talento temos para, então, aprimorá-lo.

Quem seriam nossos parceiros no processo de compreender nossas preferências e inclinações que gritam para quem quiser ouvir? No final do ano de 2020, em meio à pandemia, virtualmente como convidada e comentarista dos trabalhos apresentados, assisti a uma professora mobilizando seus estudantes no desenvolvimento de projetos de pesquisa. Vinte crianças do quinto ano de uma escola pública da cidade de Franca apresentaram seus trabalhos de conclusão de curso. Os temas foram escolhidos pelas próprias crianças.

A professora Rita Mozetti ficou conhecida por receber o prêmio Educador Nota 10. Naquele encontro, ficou evidente que ela se sente mesmo premiada quando está dentro da sala de aula. Todos os anos considera receber de antemão os melhores estudantes. Nas intervenções que acompanhei, Rita enxergou e desenvolveu o melhor de cada uma das crianças que ali estavam: fazia as mediações e as correções necessárias, ao mesmo tempo que incentivava seus estudantes a continuar desenvolvendo seus próprios interesses de estudo.

Em uma das comunicações, o garoto apresentou fala desorganizada e acelerada, além de instabilidade de atenção, agitação e nível de ansiedade maior em relação às demais, também inquietas, crianças. Curiosamente, foi ele quem apresentou a pesquisa mais interessante e criativa sobre animais híbridos. Rita, imediatamente, entendeu a qualidade daquela escolha e a necessidade de ajudar seu propositor a organizar suas ideias de modo que ele pudesse avançar a habilidade de criar conexões e o apreço que sentia pela criação.

Essa história me lembrou outra mais particular. Certa vez me deparei com um sujeito que me intrigou. Um ser que andava voraz pela vida com fama de iluminado e, ao mesmo tempo, distraído. Fantasia ou não, eu via o que queria: vigor e ânimo. Diante do vermelho mais transparente de minha feição, ele reparou que eu pensava de modo muito acelerado, pensava muito no futuro, não parava quieta, e disse que deveria ter calma, pois as coisas acontecem. Eu não andava muito bem, e o óbvio precisava ser dito com autoridade. Eu custei a entender que ter calma seria meu maior ato de fé, um sadio triunfo e a minha cura. Graças a outros também iluminados seres, estou aprendendo a lidar com meu TDAH, que só não existe para quem não conhece a exaustão de uma mente que não consegue descansar.

Acerca do questionamento — quem pode auxiliar na compreensão de nossas preferências e inclinações que gritam para quem quiser ouvir? —, eis outra óbvia conclusão: quando encontramos luz própria, nos é concedida a graça de iluminar. Ao longo do ano de 2020, publiquei diversos artigos no jornal da cidade, destacando a necessidade de educadores desenvolverem: intuição, sensibilidade, conhecimento e autoconhecimento.

    A mensagem que fica é a de que precisamos saber mais sobre a alma humana para ajudar nossas crianças a reconhecerem seus chamados. Parabéns, professora Rita, por ser luz na vida das crianças do quinto ano! Em tempo, gratidão a tantos seres iluminados e competentes que nos auxiliam a enxergar para além dos sintomas.

*

Olívia – Um ser iluminado com fama de distraído!

Lívia – Estava chapada, só pode, quando escreveu isso daí!

Laurinha – Palhaças!

Roberto: — Filha, os artigos são ótimos! Você se comunica muito bem.

Isabel: — Alguma coisa tinha que se salvar nessa história. Até seus avós entendiam o que você escrevia no jornal.

Laurinha: — Na universidade isso não tinha a menor importância.

Doutor Luizinho: — E por que você não publica mais no jornal?

Laurinha: — Fiquei mal, bem mal, perdi o ritmo. Depois, eu conto essa parte. Agora, com a estabilidade da prefeitura, que estou conseguindo retomar minhas coisas.

Lívia: — Só que aí a Laurinha fez mais confusão enquanto trabalhava no corporativo.

Olívia: — Conta logo o que você fez, Laurinha!

Isabel: — Essa história piora?

Laurinha: — Ensinei às futuras professoras do curso em que eu gerenciava a produção de material que elas podem pensar fora da caixa! Posso ter feito muita merda, mas disso eu não me arrependo, não. Fez muito sentido.

Doutor Luizinho: — Como assim?

Laurinha: — Eu não falei que conheci a irmã do doutor Pedro lá no Grupo Mulheres do Brasil?

Doutor Luizinho: — Falou, e daí?

Laurinha: — Eu tinha que produzir o material de uma disciplina chamada "Empreendedorismo e educação" e vi muito sentido em contar em uma entrevista, para entrar no material, o projeto que ela desenvolve na periferia. Não teve nada a ver com minha loucura por aquele fitinha essa parte.

Lívia: — Conta outra!

Olívia: — Até parece.

Isabel: — O que tem de tão especial nesse projeto?

Laurinha: — Contei na entrevista histórias de mulheres que produzem vestidos de alta costura. As características e as vendas dos vestidos são mediadas pela Helena, irmã do doutor Pedro, que divide o lucro por igual com as costureiras. Faz muito sentido; ela faz conexão entre a periferia e as lojas de grife da cidade. Usa todo seu conhecimento de gestora para cobrar o quanto vale por essa produção. A partir desse projeto, as costureiras relatam terem melhorado a saúde mental e em aspectos financeiros. Isso tem a ver com a ideia de comunidades fronteiriças. Muitas vezes, a solução para nossos problemas sociais está no encontro e no trabalho de pessoas de diferentes lugares.

Doutor Luizinho: — Você não ficou com medo de alguém saber toda a história na empresa?

Laurinha: — Claro que não! Eu contei para professoras que elas podem ser empreendedoras! Faz muito sentido! Se chegar ao CEO do grupo que trabalhou para mim na verdade, ele vai me dar parabéns! Quem é grande pensa grande.

Olívia: — Está aí uma oportunidade para você: poderia ter aprendido a costurar para melhorar sua saúde mental.

Laurinha: — Eu até tentei fazer aulas de corte e costura, não consegui fazer uma barra.

Doutor Luizinho: — Deixa eu entender. Você operou o intestino pela segunda vez e melhorou de vez?

Laurinha: — Por um tempo fiquei muito bem. Os exames das vitaminas melhoraram.

Doutor Luizinho: — E o intestino?

Laurinha: — Melhorou por um tempo. Fiz tudo certinho. Comia direitinho. Fiz os acompanhamentos pós-cirúrgicos. Os exames regularizaram.

Roberto: — Finalmente, aceitou ajuda.

Laurinha: — Minha mãe cuidou de mim direitinho.

Isabel: — Até que enfim essa ingrata aceitou minha ajuda.

Olívia: — Pelo menos, ela parou de brincar de Barbie no consultório.

Lívia: — Verdade!

Laurinha: — Ridículas! Minha mãe cuidou de tudo no meu pós-operatório. Mas aí... Depois de um tempo...

Lívia: — Fez merda para variar...

Olívia: — Muita merda!

Laurinha: — Mais ou menos. É, na verdade, eu fiz.

Roberto: — Quem nunca fez merda, filha?

Doutor Luizinho: — Agora, estou curioso.

Laurinha: — Eu já tinha começado a perceber que tinha o famoso Transtorno de Déficit de Atenção e Hiperatividade... O tal do TDAH... E resolvi tratar...

Crônica 26

UMA ARRISCADA TENTATIVA DE ATENÇÃO

Em setembro de 2020, fui diagnosticada com Covid-19 e senti que minha capacidade de atenção havia se reduzido ainda mais. Foi então que, em uma determinada sessão de análise na qual relatava essa situação, Joana soltou algo do tipo *Chegar aonde você chegou, sendo do jeito que você é, já foi um feito e tanto.* Eu fiquei surpresa com sua fala. Até, então, eu me achava normalzinha. Então, perguntei o que ela queria dizer com aquilo. Ela deixou muito claro que como psicanalista não seria seu papel diagnosticar, mas que era provável que eu tivesse um acentuado quadro de déficit de atenção e hiperatividade.

Nas faculdades de educação, diagnósticos psiquiátricos são refutados a todo custo. Somos formadas professoras com todos os preconceitos em relação a esses quadros e não aprendemos nada sobre essas coisas. Já despida de tal preconceito, fui pesquisar o termo que Joana usara e encontrei o livro da Ana Beatriz Barbosa Silva chamado *Mentes Inquietas: TDAH: desatenção, hiperatividade e impulsividade*. Comprei o livro e confesso que foi o primeiro que consegui ler por completo, devorei rapidamente aquele livro, pois me reconhecia em cada linha. O engraçado foi que, quando comentei com meu orientador de doutorado sobre meu reconhecimento com esse quadro, ele disse que não era nenhuma surpresa, que sempre fui mais agitada que qualquer outro orientando dele e que sempre soube que eu tinha isso.

Depois da bariátrica, esse quadro se agravou. Passei por uma fase que não conseguia ler um parágrafo sequer. Seguindo a recomendação da nutricionista, comecei a suplementar o zinco, melhorei parcialmente, mas as atividades acadêmicas começaram a ficar insuportáveis de serem executadas, como já falei. A comida não era mais um alívio imediato para minha falta de atenção. Depois de ter Covid-19, minha atenção foi a zero, e tudo ficou confuso de ser executado. Era como se uma nuvem encobrisse minhas decisões e meu foco. Decidi, então, marcar psiquiatra. Pelo convênio teria que esperar mais de um mês. A angústia pela medicação era tão grande que peguei indicação com uma amiga bem doida e que conhece vários psiquiatras da cidade. Fui até a doutora

Abigail. Não estava muito preocupada com referências. Afinal, eu já sabia o que tinha. Era só pagar, performar e conseguir a receita! Depois de tudo, continuava uma paciente irresponsável e inconsequente!

    A consulta saiu melhor do que eu havia planejado! Chegando, relatei como estava me sentindo. Disse que manter o foco em qualquer atividade estava sendo muito difícil. Impossível, para dizer a verdade. Ela, então, fez com que eu respondesse a um longo questionário. Eu respondi com sinceridade e claramente atendia aos requisitos do TDAH. Quando ela me perguntou da cirurgia bariátrica, não percebeu que, além desse quadro, deveria estar na fase de mania do meu transtorno bipolar. Eu comecei a dar altas risadas, mexer ainda mais as mãos e as pernas. Contei de modo entusiasmado que tinha uma queda pelo médico. Pensando hoje, acho que minha empolgação por aquele que me cortara por dentro era evidentemente psiquiátrica. Naquela consulta, revelei quem era o tal médico. Nesse momento ela começou a contar que trabalhava no mesmo hospital que ele. Disse, inclusive, para eu comentar que estava frequentando o consultório da doutora Abigail que, com certeza, ele saberia quem era ela.

    Como se fôssemos amigas íntimas de longa data, começamos a trocar confidências. Eu disse que estava desanimada, pois ele era muito ético e não demonstrava qualquer interesse e que era muito sério nas consultas. Um médico conciso e objetivo. Ela disse para eu não desanimar e me deu certos detalhes, dizendo entre outras coisas que, afinal, ele era um baixinho fálico. Gente, em que mundo uma psiquiatra pode ter tal conduta? Uma professora enrolando uma psiquiatra? Aprendam com a prô, doutores, francamente!

    Só sei que durante três meses fui muito feliz com o Venvanse®. Havia descoberto uma maneira de ficar mais focada. Aquele remédio valia cada centavo. Que o laboratório não me ouça, mas pagaria o dobro se preciso fosse. Finalmente, já não pensava mais em... vocês sabem quem... mesmo sabendo que o tal baixinho era fálico. Mas, depois desses três meses maravilhosos, meu mundo caiu, como diria Maisa. Voltei à psiquiatra Abigail para pegar receita para os próximos três meses. Relatei para a minha mais nova amiga de infância como estava me sentindo. Concordamos que o remédio havia me feito muito bem. Na hora da prescrição, ela errou a dosagem. Em vez das iniciais 30 mg, prescreveu a dosagem de 70 mg. Eu, muito irresponsável, notei e não avisei. Sai de lá e comprei a dosagem registrada pela médica na receita e comecei a tomar mais que o dobro do que estava habituada. Na minha insanidade, aquilo melhoria ainda mais minha *performance* no trabalho. Foi quando resolvi virar dona de um dos maiores grupos educacionais do país e mudar a legislação brasileira de educação.

Trabalhava, trabalhava e trabalhava mais um pouco. Tinha meu emprego no corporativo como CLT e tocava mais três contratos no CNPJ. Até então não havia sido diagnosticada com o transtorno bipolar. Foi quando entrei em um seríssimo estado de mania. Durante os episódios de mania, o pensamento se torna muito rápido, e as ideias podem ser delirantes e fugir da realidade. Durante um tempo e com a dosagem mínima, o Venvanse® tratou do TDAH. Mas, naquele momento, com aquela megadosagem, agravou o transtorno bipolar.

Só sei que, quando começaram as demissões que todos os anos aconteciam na empresa, sem a menor noção, disse que poderiam me mandar embora que viraria sócia da empresa, pois já tinha um CNPJ aberto. Por alguma razão da minha cabeça lunática, comecei realmente a achar que viraria sócia do maior grupo educacional do país. Entrava nas reuniões e dava palpites como se fosse acionista da empresa. Ninguém entendia nada. Entre janeiro e março daquele ano, comportei-me dessa maneira. Se algum colaborador tivesse algum problema para resolver, eu pulava todas as fases do *game* e me oferecia para solucionar a situação que implicaria ter que falar com algum figurão da empresa. Eu, sem noção alguma, fazia a mediação entre o colaborador e o figurão. O pior é que consegui várias soluções com tal postura. Alguns dos meus colegas de gerência me parabenizavam pela coragem. Outros diziam para eu tomar cuidado.

Nesse mesmo período mantinha um contrato CNPJ com uma escola internacional que estava chegando ao Brasil. Era responsável por escrever o projeto pedagógico que seria avaliado para implementação da escola. Lendo as Leis de Diretrizes e Bases da Educação Nacional, a famosa LDB, não concordei com um parágrafo. Não pensei duas vezes, usei minhas conexões para arrumar o número do celular da presidente do Conselho Nacional de Educação. Um amigo de futebol do meu avô que me arrumou, ele frequenta o mesmo bar que ela, o famoso Bar Azul aqui do bairro. Peguei o telefone e liguei para aquela senhora que, pasmem, não sabia o que responder e concordou que o parágrafo dava dúbia interpretação.

Era como se eu pudesse tudo. Foi no meu aniversário, no final de março, que meus pais e minhas irmãs se deram conta da situação. Eles foram até minha casa para comermos *pizza* e comemorarmos meus 35 anos. Eu contei que tinha uma grande novidade. Finalmente, seria promovida a sócia da empresa. Imagina, sócia do maior grupo educacional do país?! Meus pais até comemoram. A princípio, eles acreditaram em meus delírios. Foi Olívia quem suspeitou de toda aquela euforia. Ela revelou à Lívia sua preocupação com meu estado emocional e o fato de eu só pensar em trabalho. As duas resolveram conversar com minha chefe direta. Acharam uma desculpa qualquer para usar meu celular, que nunca teve senha, e ligaram escondidas para a diretora da minha área. Elas disseram que estavam preocupadas comigo, que só pensava em trabalhar e queriam saber como estava meu desempenho na empresa. Andréa, sempre muito delicada, contou que eu andava muito eufórica nas reuniões, que dizia e fazia coisas estranhas. Elas perguntaram se havia a possibilidade de alguma promoção e Andréa revelou que, apesar do meu bom desempenho, em razão da crise pandêmica, não haveria nenhuma promoção naquele período. Olívia havia matado a charada. Como boa enfermeira, ela sabia que aquela situação estava muito estranha.

Naquela noite, minhas irmãs conversaram seriamente comigo para que eu procurasse um bom psiquiatra. Eu disse que já estava me tratando com uma excelente psiquiatra e que estava medicada e não tinha nada de errado comigo. Olívia teve a intuição de mexer nas minhas coisas para saber com que estava me tratando. Ela sabia onde eu guardava minhas vitaminas e encontrou o potinho de Venvanse®. Eu fiquei muito brava e ofendida. Houve gritaria, choros e ofensas de todas as partes. Foi um verdadeiro drama. Meus pais se deram conta da situação quando Lívia revelou que eu estava delirando quanto a virar sócia da empresa. Olívia conhecia muito bem o uso do Venvanse® e as consequências que esse remédio poderia ter, pois no hospital eram muitos residentes de medicina que usavam tal medicação para estudar. Arrumou uma desculpa qualquer para ir até a portaria do prédio e ligou para um médico psiquiatra do hospital em que trabalhava. Descreveu meus delírios, o médico disse que aquilo era típico caso de mania. Meus pais rapidamente agiram.

Fizeram com que eu fosse para a casa deles passar um tempo e decidiram que me levariam no dia seguinte ao psiquiatra. Lívia ligou novamente para minha chefe, que deu todo aval para que eu pudesse tirar 15 dias de folga. Eu fiquei muito brava com todo mundo. No outro dia, acordei e conectei o Meet do meu celular normalmente para entrar na reunião e trabalhar. Minha diretora dispensou meus serviços. Havia sido interditada em pleno aniversário! Poxa, logo naquele momento que viraria sócia do maior grupo educacional do país e mudaria a legislação brasileira de educação!

*

Doutor Luizinho: — A psiquiatra teve essa conduta?

Laurinha: — Incrível, né? Totalmente pirada! Gente, ela não percebeu que eu estava doida da cabeça!

Lívia: — Aí ela nunca mais foi a mesma.

Olívia: — Ficou péssima, e a gente teve que aguentar ela morando aqui.

Laurinha: — Mesmo com acompanhamento médico, estabilizadores de humor, eu praticamente não conseguia ligar o computador. E meu trabalho mudou. Deixou de ser criativo.

Lívia: — Aí o alecrim dourado surtou.

Olívia: — A princesinha não se adequou à nova realidade. Queria ver se trabalhasse no SUS. Não duraria um dia na realidade do hospital.

Laurinha: — Jesus me ajudou.

Crônica 27

JESUS E A SAÍDA DO MUNDO CORPORATIVO

Os últimos meses que passei no mundo corporativo foram desastrosos. O salário e os benefícios continuavam atrativos, mas meu trabalho deixou de ser criativo. Estava muito constrangida em razão do episódio de mania que tive. Aquele em que achei que viraria sócia da empresa. Passei a ficar calada nas reuniões e perdi qualquer liderança. Não tinha mais iniciativas e deixei passar projetos importantes. O setor de saúde da empresa foi muito cuidadoso. Periodicamente queriam saber como eu estava e me ligavam. Eu não sou de processar ninguém, mas acho que estavam querendo evitar qualquer coisa nessa direção. Meus colegas ficaram sabendo do quadro e, claro, os comentários corriam soltos. Alguns foram bem solidários e me ligaram para relatar que também passaram por processos de estresse parecidos. Até onde sei, ninguém chegou naquele extremo, mas tudo bem. Outros foram bem maldosos e nas reuniões davam indiretas sobre minhas maluquices.

Para agravar a situação, logo que voltei de minhas férias forçadas, fui surpreendida com novos procedimentos. Tendo em vista a crise financeira enfrentada pela empresa no contexto pandêmico, as inovações curriculares foram suspensas, os cursos seriam produzidos de modo convencional. Deveríamos entregar livros digitais e as tradicionais videoaulas para que os cursos rodassem. As disciplinas não mais precisariam de produtos inovadores, como aulas diferenciadas e conteúdos gamificados. Meu trabalho deixava de ser criativo e passava a ser burocrático. Eu deveria seguir regras e mais regras para informar o passo a passo da produção. Meu salário era de gerente, mas meu trabalho era praticamente de um estagiário.

Àquela altura, estava sendo implantado na empresa um novo sistema para registrar os projetos em andamento. Na prática, eu era responsável pela produção de diversas disciplinas para cursos de licenciaturas do ensino a distância. Como o sistema não estava rodando corretamente, restava-nos, como opção de controle, utilizar uma planilha enorme na qual deveríamos registrar os cursos de todos os colaboradores.

Os materiais das disciplinas eram entregues pelos professores autores para serem validados por outros professores revisores contratados. Enquanto gestores, precisávamos contratar os professores e registrar passo a passo o que estava acontecendo na planilha que deveria ter, ao menos, umas mil linhas e mais de cem colunas. Eu fiquei perdidinha! Aquilo não fazia o menor sentido! Na minha cabeça, aquela planilha era praticamente manual, a pior opção de controle. Na minha visão, era impossível não existir um sistema melhor, ainda que provisório. A maior parte dos colegas se adaptou. Eu, simplesmente, não aceitava aquela situação.

Depois da bariátrica, descobri que tenho muita dificuldade em fazer o que não tem sentido. Eu preciso, em primeiro lugar, entender a razão daquilo que faço. Claro que, como a maior parte das pessoas, preciso sobreviver e vou me adaptando na medida do possível. Mas tem coisas que passaram a ser insuportáveis. Seguir regras que não fazem sentido é uma delas. Fazer coisas que poderiam ser otimizadas, como comunicar duplamente a mesma informação porque alguém assim deseja, também se tornou o pior cenário.

Estava extremamente estressada em razão da tal planilha quando sai para dar uma volta no bairro. Meio sem rumo, entrei na igreja para rezar um "pai nosso" e pedir muito para aquilo passar. Foi, então, que encontrei Jesus. Ele viu meu estado de estresse, foi muito gentil e me escutou com paciência. O curioso é que Jesus entendia perfeitamente como funcionam essas empresas. Disse para ficar tranquila que aquela situação se resolveria e que deveria levar o trabalho com mais tranquilidade. Falou coisas tão óbvias, mas que custei muito para aprender. Apontou que eu precisava olhar para outras coisas da minha vida e que deveria me divertir mais.

Eu contei que produzia materiais didáticos aos finais de semana. Ele falou que o trabalho era só uma parte da minha vida, que não teria problema parar para descansar, também perguntou se eu tinha prazer em produzir aqueles materiais didáticos. Eu revelei que gostava de escrever, mas que não podia ser tão criativa como desejava e que deveria seguir uma estrutura imposta. Padre Jesus Juan, um senhor espanhol muito simpático, perguntou se o dinheiro que eu recebia pelo trabalho extra era fundamental, eu disse que era o dinheiro que pagava a fatura do cartão de crédito todo mês. Quer dizer, eu mal sabia com que estava gastando. Percebi que a insatisfação que sentia ao produzir aqueles materiais era descontada em coisas supérfluas, como roupas, bolsas e sapatos. A infelicidade que me trazia tanto trabalho era recompensada, não mais em comida, como outrora, mas em outras coisas. Jesus me ajudou a entender que o excesso de trabalho não estava me fazendo nada bem!

Eu estava morando com meus pais e realizava um sério tratamento psiquiátrico para o transtorno bipolar. Volta e meia conversava com eles sobre pedir demissão. Eles me lembravam o quanto eu era muito privilegiada de ter aquele emprego. Praticamente me obrigaram a abrir mão dos contratos extras que tinha, para ver se a situação com o emprego principal melhorava. Eu já estava grandinha para ser obrigada a fazer as coisas por eles, mas aceitava porque eles tinham razão. E, mesmo abrindo mão dos contratos extras, eu acordava todos os dias com vontade de sumir e não ligar o computador. Foi um dos piores momentos que já passei. Não via sentido algum naquilo tudo, e a situação se tornava cada dia mais insustentável. Sabia que haveria corte na empresa, como todo ano. Apesar da preocupação de meus pais, que insistiam que não seria fácil encontrar um emprego com aqueles benefícios e com aquele salário, conversei com Andréa, minha diretora, sobre uma possível demissão. Eu tinha consciência dos riscos que correria e estava disposta a assumi-los. A diretora geral da área pediu para conversar comigo. Mesmo ela e Andréa insistindo para que eu ficasse, ofereceram inclusive alternativas propondo outras posições na empresa, eu pedi para sair. Como desejado, fui demitida e aí me veio uma ideia brilhante, relacionada a outro Jesus.

*

Doutor Luizinho: — E o acompanhamento da bariátrica?

Laurinha: — Nem pensava mais em bariátrica.

Lívia: — Essa história tem um ápice.

Olívia: — Já que ela não tinha nada com ninguém mesmo, resolveu virar freira.

Doutor Luizinho: — Freira de freira? Irmã? Foi para um convento?

Isabel: — Não tivemos nem coragem de contar para a família essa passagem.

Roberto: — Eu preferia ter uma filha lésbica.

Laurinha: — Eu tentei isso também, mas não deu certo.

Lívia: — Como assim?

Olívia: — Isso você nunca contou pra gente!

Laurinha: — É que envolve uma professora patricinha, que ainda não saiu do armário, ela me fez prometer não contar, mas a realidade nesse caso supera a ficção. Pai, dá mais uma cerveja, por favor!

Doutor Luizinho: — Você vai censurar a melhor parte?

Laurinha: — Não tem valor médico. Sossega!

Isabel: — Que horror!

Roberto: — Zero, está aqui.

Laurinha: — Zero?

Doutor Luizinho: — Zero, só zero. Conta sobre como você resolveu virar irmã!

Laurinha: — Não tem importância médica isso daí.

Doutor Luizinho: — Estou tentando entender o quadro todo. Não dificulta!

Laurinha: — Sei lá, fazia sentido ser freira na época.

Crônica 28

FREIRA, TALVEZ...

Vida profissional? Desempregada... Vida acadêmica? Enterrada a sete palmos... Vida amorosa? Inexistente... O que me restava? Cada vez mais conectada com o divino, com o absoluto, achei que faria sentido me dedicar à educação e ao meu lado espiritual. Depois do meu episódio de mania, meus pais praticamente me obrigaram a morar com eles. Apesar da minha insatisfação, consegui guardar o dinheiro que recebi do acordo que fiz com a empresa em que trabalhava e resolvi que passaria um tempo em algum convento ligado a instituições escolares. Dessa forma, poderia exercitar minha espiritualidade e continuar atuando na educação. Em sigilo, sem que meus pais e minhas irmãs soubessem, fiz contato com várias denominações, escondida realizei várias reuniões via Google Meet e conheci iniciativas e projetos sociais no Brasil inteiro. Uma delas curiosamente envolvia freiras que utilizavam uma espécie de *reiki* no Norte do país como parte de tratamento espiritual. Fui aceita por alguns conventos para realizar uma estadia e tomar uma decisão sobre os rumos de minha vida religiosa.

Pode-se dizer que utilizei um critério um tanto quanto elitista para escolher em qual convento passaria um tempo. Imaginem só, nada boba, escolhi um convento próximo ao parque Ibirapuera, na cidade de São Paulo. Assim poderia fazer boas caminhadas enquanto refletia se viraria freira. Meus pais enlouqueceram. Minhas amigas surtaram e me ligavam todos os dias para que eu desistisse dessa ideia. Meu psiquiatra, doutor Gilberto — um dos caras mais legais que conheço —, já disse para eu não contar para ninguém essa história, parece que até ele tem vergonha. Mas, como já deu para perceber, não sou boa paciente e penso que de tudo se leva algo.

No convento, conheci histórias de vida de mulheres interessantíssimas — gestoras incríveis, caridosas maravilhosas, professoras especiais e, claro, tinham aquelas que eram bem chatas e emburradas. Em geral, com alguma variação, foram histórias de privações sociais de toda natureza que fizeram com que aquelas mulheres optassem pela vida religiosa. E, sim, no convento não se tem todo tipo de diversão, mas também há alguma... Eu passei um mês enchendo a cara com as freiras, essa é verdade... Aliás, fazia tempo que não enchia a cara daquele jeito... A essa altura já estava sendo acompanhada pelo doutor Gilberto, havia um cuidado de todos para que eu não misturasse bebida com remédio. Nem minhas amigas, muito menos meus pais e minhas irmãs, queriam que eu surtasse novamente. Imaginem só, fui encher a cara longe de todos, logo em um convento. Sem que ninguém de lá tomasse conhecimento de meus cuidados psiquiátricos, naquele mês, toda noite religiosamente irmã Bernadete e eu dividimos uma garrafa de Cabernet Sauvignon de qualidade mediana. Afinal, eu estava economizando, pois não sabia o que faria direito no futuro. Ela aproveitava para me contar sobre a gestão da escola vinculada àquele convento. Eu dava sugestão de como ela poderia fazer parcerias com universidades para realizar projetos de desenvolvimento profissional dos professores e gestores. Finalmente, minha tese estava sendo útil. Entre uma taça e outra, demitimos e contratamos para o próximo ano letivo. Não tinha nada de bondoso ou ingênuo, os critérios eram claros, desempenho e metas atingidas!

Irmã Bernadete é a diretora da escola e uma excelente gestora. O dinheiro que se faz naquela unidade, em específico, sustenta algumas outras instituições da mesma denominação no Brasil. Na prática, os rendimentos da escola são divididos entre um outro convento, obras de caridade e outras escolas da mesma denominação. As irmãs trabalham nessas escolas e nas obras de caridade. As mais velhas já estão aposentadas. Todas as irmãs possuem convênio médico, excelente moradia e despesas do cotidiano custeadas pela denominação religiosa. A alimentação daquele convento é um caso à parte. A melhor comida caseira que já experimentei. Eu trabalhava ajudando na administração da escola durante o dia e ajudava à noite com as refeições e a louça. As noviças eram responsáveis por cozinhar.

Pode-se dizer o que for, mas, na ausência de políticas que assegurem um bom envelhecimento à população em geral, o trabalho desenvolvido não deixa de ser uma forma inteligente de assegurar moradia e saúde para todas as mulheres vinculadas àquela instituição. Pode-se criticar o quanto for essas instituições religiosas, mas o modo como algumas delas fazem a gestão dos recursos e asseguram qualidade de vida aos seus membros deveria servir de exemplo para outras instituições. Atualmente, via de regra, acham feio que religiosos tenham uma vida confortável, essa qualidade de vida deveria servir de exemplo de como esses fundos são geridos. Ninguém está falando de ostentação, mas de dignidade. Todos merecem isso.

Estava até inclinada a levar uma vida religiosa, para desespero de meus pais, mas estava bem insatisfeita, imaginem só, com o fato de que deveria cortar meus cabelos e parar de pintá-los de loiro. Foi quando recebi uma ligação inesperada dela, a poderosa dona Beatriz.

*

Doutor Luizinho: — Então, você desistiu do convento?
Laurinha: — Teria que cortar os cabelos. Nunca mais pintar. Achei chato.
Doutor Luizinho: — E o acompanhamento da bariátrica?
Laurinha: — Nem lembrava mais. E, depois de ter consciência de toda a história, fiquei morrendo de vergonha de voltar nas consultas com a equipe.
Doutor Luizinho: — Você precisa entender que para nós um paciente psiquiátrico é um paciente como qualquer outro.
Olívia: — Não sei, não.
Roberto: — Vocês ficam falando paciente psiquiátrico, o que é isso?
Doutor Luizinho: — É o paciente que está em tratamento psiquiátrico.
Roberto: — Isso eu entendi.
Doutor Luizinho: — Ele pode ter algumas condições, como depressão, ansiedade, esquizofrenia, transtorno bipolar ou outras condições de saúde mental. Como você estava em relação à bariátrica?
Laurinha: — O intestino estava irritado, para falar a verdade. Comia e dava ruim, mas não ficava inchada como antes.
Doutor Luizinho: — Pelo jeito a segunda cirurgia no intestino resolveu o inchaço.
Laurinha: — Sim, pelo jeito, sim.
Doutor Luizinho: — Quando você fez a segunda cirurgia no intestino?
Laurinha: — Em março de 2020.
Doutor Luizinho: — Fez os acompanhamentos?
Laurinha: — Sim, durante uns oito meses.
Doutor Luizinho: — Passou um tempo?
Laurinha: — Tive Covid, surtei.
Doutor Luizinho: — Invocou de ser freira. Aí foi para São José do Rio Preto?
Laurinha: — Fui trabalhar lá.
Doutor Luizinho: — Quando foi isso?
Laurinha: — Em novembro de 2021, fiquei lá até metade de 2022.

Crônica 29

DINHEIRO DEFINITIVAMENTE NÃO É TUDO...

Dona Beatriz, uma gestora educacional implacável de São José do Rio Preto, cidade do interior de São Paulo, recebeu meu currículo das mãos de uma amiga em comum de Campinas. Eu estava no convento, infeliz com a ideia de que deveria cortar meus cabelos e deixar de pintá-los de loiro, quando ela me ligou oferecendo sociedade em um instituto que oferecia cursos de formação para professores e a coordenação de uma escola. Haveria um salário fixo atrativo e deveria desenhar os cursos e bater metas nas matrículas do instituto. Ganharia o fixo e por desempenho. Teria que ser criativa e desenhar cursos de desenvolvimento profissional de professores. Além de tudo isso, ela me apresentaria um sobrinho, adivinhem só? Médico que morava em Campinas! Era só viver na ponte aérea. Dona Beatriz não me conhecia e já sabia como mexer com meu estômago.

Quando ela veio a Campinas para discutirmos os termos do contrato, fomos eu, ela e o tal sobrinho, ao restaurante Benedito. O coitado nem sabia que também fazia parte das negociações. Só sei que me deparei com um homem jovem... alto... muito bonito... Bastou uma breve mensagem no grupo das "migas" que elas tão logo puxaram a ficha... Excelente profissional... Mas de repente me vieram três palavras em mente — *non me piace*. Vai entender... Agora, o problema mesmo foi que um médico baixinho — um sujeitinho que não olha para paciente — contou para ele que eu era uma paciente... uma paciente psiquiátrica! As fofocas correm nos hospitais, nos congressos, nos bares e nos restaurantes dessa cidade! Só me sobrou foi trabalho mesmo!

Apesar da distância entre São José do Rio Preto e Campinas, entre quatro e cinco horas de carro, meus pais ficaram aliviados. Era melhor uma filha distante do que uma filha freira! Mandaram-me medicada e tudo para aquele interior! Nem perguntaram ao psiquiatra se aquilo fazia sentido, só pensaram que eu estava saindo do convento!

Foi lá que aprendi como ser mulher e empreendedora na prática. Dona Beatriz realiza a gestão, há mais de 40 anos, de uma escola com cerca de mil alunos e não se rende aos interesses dos grandes grupos que querem adquirir sua escola. Na verdade, ela concorre de igual para igual com os maiores grupos do país que disputam os filhos da elite agrária daquela cidade! Fui para lá para coordenar essa escola, fiquei poucos meses, mas aprendi muito com dona Beatriz. Em se tratando de negócios, ela foca a meta e vai! Não tem medo de nada! Está sempre se atualizando, mas nota-se que também é muito instintiva.

O povo da cidade fala demais, dizem que ela é herdeira. Na verdade, tudo começou com a venda de um anel de brilhantes e de um carro para que ela comprasse parte na sociedade da escola. Com o tempo, foi inovando e adquirindo as outras partes da sociedade. As famílias sentem segurança, pois sabem que seus filhos terão acesso aos conhecimentos necessários para prestar os grandes vestibulares e, também, ao que há de mais recente no campo educacional. O grupo de professores é muito competente. Dona Beatriz é a primeira a chegar e a última a sair da escola.

Apesar da minha satisfação em atuar com metas e brigar com os grandes grupos educacionais, não estava nada bem. Dona Beatriz percebeu meu estado emocional e foi muito cuidadosa comigo no tempo que fiquei por lá. A verdade é que a vida sempre coloca pessoas boas ao meu lado. Ela me levava para todo tipo de evento. Conheci o Brasil agrário. Aprendi a escutar inclusive as histórias daquelas mulheres com as quais, em geral, achamos que não temos nada que aprender – as muito ricas. Em nossas idas a Ribeirão Preto, para algum evento educacional, ela me deixava dirigir sua Land Rover, e confesso que peguei gosto. Não havia mais volta, acho que foi aí que deixei de ser comunista de vez.

Dentre os benefícios de meu contrato, eu morava em um apartamento muito confortável com tudo que se pode desejar — piscina, academia, churrasqueira e o tal do espaço *gourmet*. Mas não tinha ânimo para absolutamente nada, além de trabalhar. Trabalhava das sete horas da manhã às sete horas da noite. Chegava em casa e assistia televisão. Para acabar de vez com a minha dignidade, devo confessar que não perdia por nada a novela das sete horas: um dos protagonistas era um médico muito competente que se casava com uma menina muito louca.

Cortei meus cabelos longos para ter menos trabalho de arrumá-los. Troquei o batom vermelho por um nude bem sem graça. Mal fazia minhas unhas. Nessa época, distante do psiquiatra, confesso que o tratamento para transtorno bipolar sofreu descontinuidades irresponsáveis da minha parte e foi uma tragédia. Caí em depressão. Os funcionários da escola comentavam o quanto a minha feição estava cansada. Dona Beatriz, sabendo do falatório, começou a me obrigar a fazer horário de almoço e a ir descansar em casa durante duas horas ao longo dia. Trabalhava mais de dez horas por dia porque queria, e aquilo não rendia.

Daquele período, não sobrou dinheiro algum; apesar do bom salário, gastava com coisas bobas, nem me lembro direito, algumas coisas para casa, talvez roupas, talvez sapatos. Acabei dando embora por lá mesmo quando voltei a Campinas. Todo dia comia porcaria na rua. Jantava e almoçava coisas que me faziam muito mal. Tenho vergonha de admitir que baixei o aplicativo da famosa rede de lanchonete e passava, ao menos, duas vezes na semana por lá. E pizza, quanta pizza comia! Comecei a engordar significativamente, mesmo meu intestino estando pessimamente irritado. Mais do que engordar, estava inchada de tantos farináceos, isso sim.

Apesar do meu estado emocional, fiz amizades. Tinha no prédio um povo recém- ingressado em bons concursos que também fora parar naquele interior. E tinha os meninos do agro. Forçosamente eu saía aos finais de semana. Em geral, íamos a bares, restaurantes e alguns *shows* de música sertaneja. Confesso que me diverti muito com Maiara e Maraisa. Eu sabia todas as músicas. Realmente, não sei qual é o meu problema: tão logo, virava uma espécie de irmã ou, na pior das hipóteses, tia daqueles rapazes jovens e bonitos.

Teve um que até me apresentou para o pai viúvo, um pecuarista que me levou para atirar em sua fazenda. E olha que eu gostei de atirar! Eu sei que é arriscado uma paciente psiquiátrica afirmar isso daí, mas confesso que gostei. Quanto ao pecuarista, teria até dado certo por um tempo, se não fosse a concorrência injusta com a *miss* exposição. Uma moça, ao menos dez anos mais nova do que eu, com quem ele estava de rolo. Sei lá, talvez eu não tenha me esforçado tanto. Eu bem que poderia ter feito a novinha, se quisesse. Era só tirar o All Star e o *shorts* do armário, mas o fazendeiro não me inspirou tanto assim. Atirava, mas achei fraco no final das contas, *non me piace*, para ser sincera. Eram tiros, não cortes. Eu tenho problemas, definitivamente.

Dessa fase, o que faltava mesmo era ter com quem "brigar" aos finais de semana. Várias vezes, durante a semana, chamava minhas irmãs por chamadas de vídeo para conversar coisas bobas. Logo eu? Aquilo era muito estranho. Elas tiravam sarro, dizendo: *Nossa, você? Sentindo nossa falta?*. Ficar longe da família nunca foi problema até algum tempo atrás. Passei, ao menos, dois natais longe de todos em razão de estágios no exterior durante o doutorado. Eu queria mesmo era distância de todos e tocar minha carreira acadêmica o mais longe possível daqueles "inadequados" de direita. Eu precisei ficar adoecida para entender que, na hora do vamos ver, seria ali, em meio a detestáveis *fake news*, que encontraria o suporte necessário para sarar!

Sentia falta dos jantares que aconteciam aos berros... Sentia falta de assistir jogo de futebol com meu pai... Sentia falta de tomar café da manhã com minha mãe escutando padre Marcelo Rossi... Sentia falta, sobretudo, das minhas irmãs... Foi quando chegou minha vez de ser chamada em um concurso que havia prestado para professor... Finalmente, teria alguma estabilidade. Virar funcionária pública, ganhar bem menos, voltar ao menos por um tempo a morar com meus pais e voltar para a sala de aula – seria o alto preço que pagaria. Quem diria! Logo eu? Toparia!

*

Lívia: — Sentiu saudades das irmãzinhas, né?

Laurinha: — É, fazer o quê?

Olívia: — Ela precisa de alguém lembrando que ela é doida.

Laurinha: — Não precisa ficar repetindo isso toda hora. Antes uma doida com consciência do que ser doida sem consciência. Vocês são duas doidas também.

Lívia: — Menos que você.

Isabel: — Parou, vocês três.

Doutor Luizinho: — Mas lá, em São José do Rio Preto, tem médico! Você chegou a ir em algum?

Laurinha: — Fui a um gastro.

Doutor Luizinho: — E aí?

Laurinha: — Contei toda a história...

Lívia: — Toda a história?

Laurinha: — Quer dizer, só a parte das cirurgias.

Doutor Luizinho: — Como você estava se sentindo...

Laurinha: — Sim, contei que estava com intestino irritado, ele não pediu exames e me encheu de remédios. Antibióticos.

Doutor Luizinho: — Melhorou?

Laurinha: — Por um tempo. Depois, ficou tudo irritado de novo.

Doutor Luizinho: — Mas, agora, você está bem?

Laurinha: — Estou melhorando.

Doutor Luizinho: — O que aconteceu?

Laurinha: — Eu estou conseguindo contar essa história, estou terminando o livro e tenho estabilidade no trabalho.

Doutor Luizinho: — Fala desse livro.

Laurinha: — Nesse rolê todo, descobri que gosto de escrever.

Olívia: — Vai ser processada, certeza.

Laurinha: — Não vou, não... Vou escrever ficção! Sonhar grande e sonhar pequeno dá o mesmo trabalho.

Lívia: — Nossa, vai ser processada por calúnia e difamação.

Laurinha: — Qualquer semelhança com a realidade é mera coincidência.

Doutor Luizinho: — Conta, como você está melhorando?

Laurinha: — Você quer saber tudo. Está mais enxerido que minha psicanalista.

Doutor Luizinho: — Esse é meu papel, ter uma visão holística do paciente, saber de tudo a longo prazo.

Laurinha: — Já estou cansada de ficar contando essa história.

Crônica 30

ESTABILIDADE

Voltando a Campinas, a primeira providência que tomei foi marcar psiquiatra. A medicação foi novamente ajustada. Assumi a vaga como professora na prefeitura e voltei a morar com meus pais. Por um período, por recomendação do psiquiatra, eram eles quem administravam a medicação e me davam pela manhã e à noite, antes de dormir. Apesar de ficar brava e constrangida com essa situação, eu não tinha argumentos, pois já tinha provado, por a mais b, que não era de confiança em relação às minhas medicações.

Entre a checagem de uma notícia *fake news* no celular, em meio à sonoridade de algum programa de mau gosto da televisão, meus pais cuidavam para que a prescrição do psiquiatra fosse seguida à risca. O doutor Gilberto é unanimidade entre todos aqui, minha mãe mantinha contato diário com ele para contar como eu estava e em que pé o tratamento andava. Todos admiram o doutor Gilberto, e o que ele diz é regra para os meus pais.

Com o tempo, passei a tomar a medicação com autonomia. Não mais misturei bebida alcoólica com remédios. Quando estou no *pub* ou no Alma, e algum enxerido pergunta o porquê da cerveja zero, digo que já bebi o suficiente por uma vida. Minhas amigas, minhas irmãs e, sobretudo, meus pais não suportam a ideia de que eu possa ter um surto novamente e entrar em estado de mania.

Quando me senti mais fortalecida, comecei a cuidar da medicação, resolvi mudar de casa novamente e aluguei um apartamento perto da escola em que trabalho. Ter meu canto sempre foi uma necessidade. Eu gosto das coisas organizadas. Elaborar todo esse processo através da escrita foi uma forma de sarar. Finalmente, eu conseguia contar o processo. Meu intestino está a cada dia menos irritado. Entre um docinho e outro, um *latte macchiato* e outro, que amo de paixão, consigo novamente manter uma alimentação equilibrada e o peso controlado.

Retomei as sessões de análise com Joana, a psicanalista intrometida. Ela acompanhou a escrita deste livro com o cuidado para que eu não entrasse em estado de mania. Assim como Clarice, meu medo era ir para um lugar e não saber mais como voltar. Descobri que nesse processo todo pós-cirúrgico abracei minha criança e minha adolescente. Pode até parecer clichê, mas o fato é que retomei coisas que gostava de fazer e que havia esquecido em algum lugar, como escrever. Quando criança e adolescente, eu escrevia muito, mas aí veio a escola, e a professora de redação disse que eu não seguia as regras. Comecei a escrever dentro das regras, e a compulsão por comida disparou.

Depois de muitos percalços, voltei a ser feliz, em vez de assumir um lugar deprimido e extremamente crítico. A verdade é que entendi como sempre fui privilegiada e que Freud tem suas razões. Entendi, sobretudo, que sou criativa, empreendedora, cheia das conexões e que minha boa agressividade pode ser útil para alguma coisa, como finalizar um livro.

No trabalho na escola, as coisas caminham. Pela graça de Deus, estou atuando com adolescentes, em uma escola que tem como público-alvo saúde mental e liberdade assistida. Coincidências da vida! Eles, meus alunos, dizem coisas todos os dias que me tiram da minha zona de conforto. Apesar do histórico de vida deles, conseguimos trabalhar para que desenvolvam a chamada inteligência emocional. Meus alunos colocam em questão minhas ideias e as roupas que visto: segundo eles, são muito coloridas, preferem quando me visto de preto. Costumam dizer que sou legal e boa professora, mas bem maluca. Não tenho como tirar-lhes a razão.

Sinto falta de empreender e liderar grandes projetos, como fiz durante um tempo na empresa em que trabalhava, mas lecionar atualmente é o trabalho que paga as contas e sou grata por isso. O salário em Campinas poderia ser melhor, merecíamos um salário melhor com toda certeza, mas, em se tratando do Brasil, não é ruim e consigo ter uma vida até que confortável com o que ganho.

Atualmente concilio minha atuação na escola com a apresentação de um programa sobre educação, no canal televisivo da Secretaria Municipal de Educação. Só não sei por que não me deixam palpitar nas pautas, parece que ficaram sabendo que entrevistei algumas costureiras na cidade, relacionando saúde mental e empreendedorismo. Parece que descobriram que entrevistei a irmã de um fitinha aí com certos interesses. Não interessa, já superei tudo isso.

Mais recentemente, também, tenho atuado como professora em um mestrado no exterior com um modelo de curso mais objetivo em relação àqueles que temos no Brasil. Esse trabalho tem me ajudado a trabalhar o foco e a criatividade.

Foi graças a essa estabilidade que descobri que minha essência está na escrita criativa. Gosto mesmo de escrever, misturando ficção e realidade, criar e projetar cenários. E foi a partir dessa descoberta que comecei a melhorar de vez. Na criação através da escrita, tenho colocado meu tempo livre. Tendo em vista as outras coisas da vida, como o trabalho na escola e, mais recentemente, em uma universidade, preciso ser disciplinada para desenvolver isso que ousarei chamar de vocação, aquilo que vem conosco. Um dom que pode e deve ser lapidado.

Acordo bem cedo, mesmo com a ingestão da quetiapina e do haldol que tomo antes de dormir. Pela manhã, vou à academia e organizo minhas aulas. À noite escrevo, atuo na universidade. Acho que estou bem. Um dos aspectos que indicam isso é que nunca tive tanto dinheiro na conta. Não sinto necessidade de gastar com besteiras, e as coisas estão equilibradas na medida do possível. Precisei de cuidado, saúde, autoconhecimento, disciplina e qualidade de vida para começar a sarar.

*

Doutor Luizinho: — Então, o doutor Gilberto é um médico de confiança de toda família?

Laurinha: — Com certeza!

Roberto: — Muito gente boa.

Isabel: — Graças a Deus acertou o psiquiatra!

Laurinha: — Muito obrigada, meu primo!

Lívia: — Não precisa chorar também.

Olívia: — Desse jeito, todo mundo vai chorar.

Laurinha: — Até parece que você é capaz de chorar por causa de uma história, Olívia.

Doutor Luizinho: — O que eu fiz por você?

Laurinha: — Ah, eu fico emocionada com isso daqui.

Doutor Luizinho: — Por quê?

Laurinha: — Eu não tinha contado essa história inteira para ninguém.

Doutor Luizinho: — Como você está conseguindo escrever essa história?

Laurinha: — Eu não falei que conheci mulheres incríveis nesse processo todo? Então, tem uma que foi muito especial e que me ensinou muita coisa.

Doutor Luizinho: — Quem?

Laurinha: — A Vera.

Lívia: — Vai começar a jogar tênis agora?

Isabel: — Ela vai no máximo vai jogar *beach tennis*, até porque qualquer idiota joga isso e tem um copo Stanley®.

Lívia: — Falando nisso, enche meu copo, pai.

Doutor Luizinho: — Você já falou da Vera, é uma tenista, certo? O que aprendeu com ela?

Laurinha: — Essa também é a parte séria desta história.

Crônica 31

VERA CLETO: UMA INSPIRAÇÃO!

A partir dos anos 2000, termos como: inteligência emocional, competências socioemocionais e habilidades emocionais, se tornaram mais comuns nas escolas e nas empresas. Foi nessa época que cursei o ensino médio e lembro como se fosse hoje da minha querida professora de português Sônia Mantovani, recomendando o livro *Inteligência Emocional*, de Daniel Goleman. Naquela época, aprendemos que inteligência emocional seria a capacidade de reconhecer nossas emoções e de outras pessoas e, assim, gerenciar nossas respostas a elas. Já deu para perceber que li e não entendi direito o que significava tudo aquilo. Na verdade, consegui ler apenas algumas partes daquele livro. Talvez tenha sido esse o problema.

Essa é mais uma parte séria deste livro. Precisei de alguns anos para entender conceitualmente o que tudo aquilo significava na prática. Ao longo dos anos, escutei muitas histórias de vida. Aprendi, por meio de narrativas, o que Goleman conceitua. Durante o doutorado, tive o privilégio de conversar com professores incríveis no Brasil e no Canadá. No pós-doutorado, conheci histórias de vida de mulheres insubordinadas e criativas que inovaram no campo da educação matemática. Ao longo dos anos escutando diversos profissionais, dentre tantas histórias, destaco a de uma atleta.

Quando conheci Vera, não fazia ideia de seus feitos no tênis. Entre as décadas de 1970 e 1980, a atleta foi semifinalista de Wimbledon juvenil, vice-campeã mundial juvenil (Torneio Orange Bowl), bicampeã sul-americana e bicampeã brasileira. Além disso, atuou oito anos como técnica da equipe brasileira de tênis e foi técnica das melhores tenistas do Brasil.

Dizem que as aparências enganam. A Joana — minha psicanalista muito da intrometida — diz que sou precipitada. Eu já falei isso várias vezes neste livro. Às vezes, ela tem razão, me engano, sobretudo com gente que se faz de coitada. Eu costumava cair fácil numa conversa fiada. Outras vezes, é como se eu batesse o olho e conhecesse a história inteira.

Algumas pessoas desenvolvem a tal da "luz própria" que, provavelmente, todos nós temos escondida em algum lugar e que está esperando que façamos algo por ela. Imediatamente, notei essa luz na Vera, pois, desde que a conheci, ela me pareceu ser uma dessas pessoas que entenderam qual seria sua "luz própria" e que com disciplina e foco aprendeu a desenvolvê-la e a sustentá-la nas mais diversas circunstâncias.

Quando conheci Vera, estávamos em um encontro do Grupo Mulheres do Brasil com cerca de 30 mulheres que, por diferentes razões, foram àquela reunião para compartilhar projetos, propósitos e sonhos. Era uma noite sobre empreendedorismo feminino que acontece com regularidade em Campinas. Lembro que ela vestia uma camisa branca de linho e um jeans casual. Havia algo nela de clássico, moderno e, ao mesmo tempo, irreverente. Eu não me recordava exatamente quem ela era, mas logo percebi que se tratava de uma dessas pessoas que, sem qualquer pretensão, destaca-se entre os demais.

Alguns meses depois, frequentando o grupo, após realizar algumas atividades relacionadas ao comitê de educação com ela e sua irmã Ruth Cleto, ficava evidente que havia muito mais ali do que uma postura elegante e boa educação. Após algumas interações, Vera pediu gentilmente que eu conhecesse sua palestra, construída por ela e uma roteirista. Fui até sua casa para escutá-la. Àquela altura, já sabia de seus feitos no tênis. Foram mais de 250 títulos nacionais e internacionais.

De algum modo, intuía que aquela não seria mais uma palestra sobre desafios e vitórias de um atleta. Histórias de heroísmo sempre me entediam, e aquele definitivamente não seria o caso. O que eu não poderia imaginar é que aquelas histórias me tocariam, com tanta amabilidade e empatia. Após escutar sua palestra, na semana seguinte, em diferentes circunstâncias, pessoais ou profissionais, lembrei das aprendizagens mobilizadas por aquela fala focada e objetiva. Indiretamente, Vera me ajudou a melhorar meu desempenho na empresa em que trabalhava e na vida, por assim dizer.

Aprendi com ela o conceito de inteligência emocional na prática. Quando ninguém, ninguém mesmo, falava sobre isso, nossa querida tenista aprendeu na raça a desenvolver seu equilíbrio para arrasar nas quadras. Percorreu um longo caminho de autoconhecimento. Curiosa, conheceu diversas teorias e equacionou instinto e intuição para desenvolver suas inúmeras capacidades e atingir níveis de excelência naquilo que fazia. Quando me dei conta do privilégio que foi aprender com Vera o conceito de inteligência emocional, lidar com as minhas emoções e manter o equilíbrio, este livro começou a sair do âmbito das ideias. Vera também me ensinou a correr atrás dos recursos quando não temos. Aprendi a fazer conta para financiar o livro. Foi a partir de suas narrativas de superação e resiliência que compreendi que não precisaria ter receio de encarar meus erros. Foi aí que comecei a tirar do rascunho minhas ideias para bater a meta de concluir o livro.

*

Doutor Luizinho: — Realmente, se você quer entender de equilíbrio, de inteligência emocional, vai conversar com um atleta de alto desempenho.
Lívia: — Eu entendi que inteligência emocional é o reconhecimento das nossas emoções e das emoções das outras pessoas.
Roberto: — O que mais?
Doutor Luizinho: — Envolve nossa capacidade de reconhecer e entender as próprias emoções e direcionar essas emoções para alcançar metas, resolver conflitos...
Olívia: — E a Laurinha acha que ela aprendeu tudo isso?
Laurinha: — Pelo menos, estou tentando, melhor tentar do que não olhar para as próprias questões, como vocês todos. Todo mundo aqui deveria dar uma voltinha no doutor Gilberto.
Doutor Luizinho: — Doutor Gilberto é o psiquiatra, certo?
Laurinha: — Isso, estou escutando o doutor.
Doutor Luizinho: — O que você quer dizer com isso?
Laurinha: — Eu tenho seguido o tratamento direitinho.
Roberto: — O doutor Gilberto é muito gente boa.
Isabel: — Graças a Deus acertou com o médico da cabeça!
Lívia: — Finalmente, está dentro da casinha.
Olívia: — Eu sempre falei que era psiquiátrico o quadro.
Laurinha: — Pena que você não fez medicina para achar alguma coisa.
Isabel: — Não precisa falar com sua irmã desse jeito.
Laurinha: — Folgada! Ficou a noite inteira falando que sou louca.
Doutor Luizinho: — Fala do doutor Gilberto.
Laurinha: — O melhor psiquiatra da cidade.

Crônica 32

ACERTANDO O PSIQUIATRA

Logo após meu episódio de mania, aquele em que achei que seria sócia do maior grupo educacional do Brasil e da minha tentativa de mudar a legislação educacional, minha família começou a cuidar para que eu tivesse o melhor tratamento psiquiátrico disponível. Fizemos algumas tentativas até chegarmos ao doutor Gilberto. Aceitei a recomendação de uma amiga sensata em quem muito confio. O médico não aceitava novos pacientes, mas essa tão querida amiga foi fundamental na conexão. Foi a pedido dela que ele próprio, o doutor Gilberto, me ligou para saber como eu estava me sentindo, colocou-se à disposição e deu um jeito de me atender em seu consultório. Fomos eu, meu pai e minha mãe na consulta. Àquela altura, não sem constrangimentos, já aceitava que precisava da ajuda deles para resolver minhas questões psiquiátricas.

Após uma megadosagem de estabilizador de humor, via oral e injeção, prescrita pela psiquiatra pela qual passei de emergência, que obviamente não era a doida da doutora Abigail, já não estava mais delirando. Revendo tudo que se passou, havia aceitado a ideia de que não seria sócia de nada e que tinha um problema de saúde mental a ser resolvido. Na consulta com o doutor Gilberto, entrei sozinha e, depois de uma primeira conversa, meus pais foram chamados. O médico escutou com muita atenção tudo que havia acontecido e esclareceu que aquele seria um estado do transtorno bipolar. Apesar disso, também deixou claro que o paciente não é o diagnóstico. Todos nós sentimos segurança no que o médico dizia.

Doutor Gilberto é um senhor extremamente bem-humorado. Eu me sinto plenamente à vontade para contar para ele todas as minhas loucuras. Sempre damos muita risada de tudo que se passa na minha vida, na cidade e no país. Odiamos a maior parte dos políticos que temos. Para falar a verdade, às vezes, também choro nas consultas. Ultimamente, eu choro mais diante dele do que com a Joana — minha psicanalista intrometida. Choro sobretudo quando conto que sinto falta de ser mais criativa no trabalho que tem sido lidar com adolescentes desinteressados. Ele nunca me censura, mesmo quando estou na fase na qual insisto que a Laura Pausini é minha prima. O duro é que, quando defendo essa ideia, dá-lhe Haldol®. Porém, não consigo enrolar o doutor Gilberto e, mesmo sabendo que aquela história vai me render uma injeção na bunda, não consigo disfarçar quando coloco na cabeça a história de ser prima da famosa cantora.

 Ele é muito mais esperto do que eu e só me faz fazer uma coisa: dizer a verdade! E, finalmente, é lidando com a verdade que tenho conseguido acertar a medicação, lidar com meus dramas e melhorar, com a ajuda de tantas pessoas iluminadas que apareceram ao longo dessa história toda. Graças a Deus nunca me faltaram boas conexões! Para falar a verdade, acho que é aquele grupo educacional que está perdendo uma grande gestora. Vou mandar um *e-mail* avisando! Melhor, vou escrever um livro inteiro e viralizar, isso sim! Vou terminar este livro logo de uma vez! Eles vão vir correndo me oferecer uma posição no conselho! E a minha xará, a Laura Pausini, vai fazer questão de contar para o mundo inteiro que sou prima dela! Vocês vão ver só uma coisa! E vai ter médico... médico baixinho se arrependendo de não aceitar convite de paciente psiquiátrica... melhor deixar essa história quieta... Do contrário, além de B12, vai ser mais um me prescrevendo Haldol®! Não gosto nem de lembrar como essa B12 dói... Aff...

*

Doutor Luizinho: — Fico tranquilo de saber que você está com um psiquiatra como ele. Pacientes como você são nocivos.

Laurinha: — O que você quer dizer?

Olívia: — Chamou você de manipuladora, não entendeu?

Laurinha: — Não, não foi isso que ele falou.

Doutor Luizinho: — Prima, você precisa de profissionais muito experientes, isso que quis dizer.

Laurinha: — E estou inspirada nela...

Roberto: — Nela quem?

Laurinha: — Na cantora mais poderosa do mundo.

Lívia: — Vai começar a loucura de novo.

Olívia: — Fase de euforia.

Isabel: — Vou ligar para o doutor Gilberto.

Doutor Luizinho: — Em quem, prima?

Laurinha: — Nela, na Tina Turner.

Lívia: — Achei que era a Laura Pausini.

Laurinha: — A Laura Pausini também é muito poderosa, nossa prima, mas eu estou falando da Tina mesmo.

Isabel: — Definitivamente, preciso falar com o doutor Gilberto. Começou de novo a história de que a Laura Pausini é prima.

Crônica 33

A BARBIE TINA TURNER

Como de costume, quando vamos visitar uma criança recém-nascida, levamos um presente. Eu, quando soube que minha prima Ana já estava recebendo visitas em sua casa, imediatamente, decidi que iria visitá-la e que daria de presente para Catarina, sua bebê recém-nascida, uma Barbie. Calma, aí! Tem explicação!

Como já contei, uma das primeiras bonecas que ganhei foi uma Barbie noiva. Logo em seguida, ganhei o Ken. E adivinhem só? Como já revelei, demorei cinco anos na análise para lembrar que ele veio vestido de médico. Ganhei o par da minha madrinha que, quando criança, me dava de tudo. Curiosamente, hoje ela é uma poderosa mãe de santo. Para a filha da minha prima Ana, estava decidido que escolheria alguma Barbie que passasse a mensagem de que uma mulher pode ser o que ela quiser com ou sem um Ken.

Hoje, graças a Deus, tem versões de Barbie de diferentes tipos corporais e profissões. Quando fui comprar, havia várias opções: cozinheira, médica, atleta, noiva, mãe, princesa, rainha, motorista, professora, fazendeira, enfermeira e tantas outras. Estava diante daquelas prateleiras cheias de Barbie, quando uma delas me chamou mais atenção que as demais, era a Barbie Tina Turner. Meus olhos brilharam, nem olhei o preço, estava decidido! Se fosse para passar uma mensagem para Catarina seria a de que, apesar de tudo e de qualquer circunstância, você pode descobrir sua essência e chegar lá, fazer sua própria história e tudo isso sem perder sua alegria pela vida. Mensagem piegas? Romântica? Talvez, mas essa é a história de Tina! Sem contar que também estaria ensinando a ela que, caso ela tenha muito dinheiro, é vantagem morar na Suíça.

Ninguém entendeu até hoje porque dei uma Barbie para uma bebê recém-nascida. Minhas irmãs não alçaram a mensagem e me chamaram de louca, para variar. Já não me importava mais, até mesmo porque gente normal me entedia. E não que eu devesse qualquer tipo de satisfação para Lívia e Olívia, apesar de ter pagado uma nota na boneca, disse que havia ganhado na rifa da escola que tinha comprado para ajudar uma auxiliar de limpeza e que teria aproveitado para dar de presente. Se eu contasse que paguei quase 500 reais na boneca, provavelmente começariam os rumores de que eu estaria na fase de mania de meu transtorno bipolar, e minha vida viraria um inferno. Achei melhor usar a desculpa da rifa. Elas me acusaram de ser mão de vaca e questionaram por que eu não dei uma roupinha. Gente, era a boneca da Tina Turner, uma mulher que sobreviveu a tudo nessa vida! Jura?! Uma roupinha? Me poupe... se era para Catarina se inspirar em uma Barbie, pois que fosse nela, na poderosa Tina Turner!

    Cheguei à casa de Ana, estava eufórica para presentear a bebê. Mal passei o portão de entrada e já entreguei o presente para minha prima. Notei que, mesmo Ana, sendo ela uma advogada que luta pelos direitos das mulheres, ficou sem entender direito minha emoção ao presentear sua pequena Catarina com aquela Barbie. De certo modo, aquela boneca representava muito aprendizado para mim. Eu, finalmente, havia entendido algumas coisas sobre todo o processo que havia passado. Sobre quem eu poderia ser. Não que eu vá sair por aí querendo virar uma cantora famosa, mas entender que poderia ser feliz comigo mesma — sem mimimi. Apesar de qualquer coisa, seria a principal lição.

    Desejo mais que tudo que Catarina cresça e tenha uma educação na qual ela possa desenvolver sua essência. Compreender o seu chamado e saber como ir. As doenças apresentam menos resistência quando trabalhamos em algo satisfatório. Não há mal que perdure a uma mente focada em algo que nos faça muito bem.

    Assisti a um filme esses dias chamado *Toscana*; em determinado momento, dizem "extraordinário como qualquer outro". Acredito que todos nós temos algo dentro de nós à espera da oportunidade para florescer. Algo que, quando trabalhado, se transforma em algo extraordinário – ao menos para nós, é claro. Afinal, sucesso começa na satisfação pessoal que temos com aquilo que fazemos. Ninguém precisa gostar daquilo que escrevo. Escrevo, em primeiro lugar, porque preciso viver. Aprendemos a sobreviver de várias formas, mas viver é algo que transcende ao ordinário do cotidiano. Vive-se quando se entende o que o absoluto nos deu.

    Em tempo, por um lado, ninguém deveria precisar sangrar para saber quem é, afinal. Por outro lado, cada um tem sua maneira de ir e sua trajetória. Como diz o doutor Berti, a obesidade é uma doença da alma. Quando aprendermos mais sobre quem somos, certamente ficaremos menos adoecidos dessa e de tantas outras doenças. Apesar de tudo, a cirurgia bariátrica fez muito sentido para mim, pois acelerou meus processos. Sou muito grata à vida que me trouxe até aqui e aos seres iluminados que fui encontrando no caminho.

*

Olívia: — Ainda acho que era melhor ter dado uma roupinha.

Lívia: — Um brinquedo educativo de madeira.

Isabel: — Coitada da criança, não tem culpa de nada que aconteceu com você!

Laurinha: — Não esperava mesmo que vocês fossem alcançar a mensagem.

Roberto: — A Laurinha dá o que ela quiser.

Doutor Luizinho: — Depois de tudo que você elaborou e que você passou, teria envolvido mais sua família?

Laurinha: — Sem dúvida teria envolvido minha mãe.

Isabel: — Muito obrigada, até que enfim admitiu!

Doutor Luizinho: — Por quê?

Laurinha: — Porque ela sempre tentou, do jeito dela, fazer o melhor.

Isabel: — Parece que essa análise serviu para alguma coisa, pelo menos.

Crônica 34

NÃO HÁ RAZÃO PARA CULPA...

Doutora Cláudia: — Mãe, conta quando a Laura começou a engordar?

Isabel: — Para falar bem a verdade, doutora, eu tive a Laura com 19 anos. Não sabia o que fazer com ela.

Doutora Cláudia: — E aí?

Isabel: — Eu vivia colocando a criança para mamar e, logo que o pediatra liberou, começaram as papinhas, as gemadas, as sopinhas de feijão.

Doutora Cláudia: — Nessa fase, o bebê é dependente da mãe. É normal que você tenha alimentado sua criança.

Isabel: — Mas hoje eu sei que foi tudo exagerado.

Doutora Cláudia: — Claro que não precisava ser com tanta comida.

Isabel: — Sem dúvida, era um exagero. Minhas irmãs até tentavam me dizer.

Doutora Cláudia: — Em todo caso, você não precisa se culpar por isso.

Isabel: — Logo depois, um ano e dois meses, nasceram as irmãs dela, as gêmeas Lívia e Olívia. Foi quando ela começou a ficar cada vez mais independente.

Doutor Cláudia — E como ela se comportou depois do nascimento das irmãs?

Isabel: — Para ser bem sincera, ela não me deu mais trabalho, aprendeu a se virar sozinha desde pequena. Aí deu no que deu.

Doutora Cláudia: — O que você quer dizer?

Isabel: — Ela foi ficando cada vez mais gorda. Acho que foi comendo em excesso, sem orientação.

Doutora Cláudia: — Você não é gorda. E o pai da Laura?

Isabel: — Também não. Joga bola umas três vezes por semana.

Doutora Cláudia: — Ele sai bastante, então?

Isabel: — Trabalha muito e joga bola. Ele não é gordo, mas as tias das meninas, minhas cunhadas, são aquelas italianas gordas.

Doutora Cláudia: — Você criou a Laura com os recursos que você tinha na época. Como eu disse, não precisa se desculpar, ninguém dá o que não tem.

Isabel: — O que a senhora quer dizer?

Doutora Cláudia: — A maior herança que podemos deixar para um filho é um ego saudável, mas para isso precisamos elaborar, quer dizer pensar sobre nossa própria existência. Você não teve tempo para isso e está tudo bem. As coisas acontecem, e precisamos seguir adiante.

Isabel: — Mas não é fácil, é uma luta, a Laura não emagrece de jeito nenhum e está a cada dia mais gorda.

Doutora Cláudia: — Quando ela crescer, vai ficar bem. Como já disse, você não precisa se desculpar.

Isabel: — A senhora acha?

Doutora Cláudia: — Sim, tenho certeza de que, quando ela crescer, vai ficar bem.

Isabel: — E o que eu faço?

Doutora Cláudia: — Incentiva a Laura a controlar a alimentação.

Eu deveria ter uns 10 anos, quando minha mãe me levou a mais uma endocrinologista, cresci com ela me levando a esse tipo de médico. A maior parte me apresentava uma pirâmide alimentar e prescrevia uma dieta que minha mãe me ajudava a seguir. Desde muito novinha, lembro de comer pão com fibras e arroz integral. Habituei-me a viver sem bolachas recheadas e aqueles salgadinhos do tipo isopor. Refrigerante apenas aos finais de semana e olhe lá! Mesmo assim, não deixava de ser uma criança gorda. Esportes também foram incentivados, meu pai insistia que deveríamos fazer natação. Apesar de minhas desastrosas tentativas nas piscinas, continuava obesa. Para falar a verdade, as escapulidas da dieta ocorriam nas casas das avós, onde eram servidos bolos e tantos outros farináceos.

No consultório da doutora Cláudia, a conversa foi bem diferente daquelas que tínhamos nas consultas com os outros médicos da mesma especialidade, pois problematizou a relação mãe-filha e alimentação. Chamou minha atenção que ela tinha o nome de uma das revistas que minha mãe assinava e que eu devorava escondida.

A médica era linda, nem gorda, nem magra. Na ocasião, estava de jaleco branco, mas dava para ver que usava um vestido até os joelhos preto estampado com flores brancas combinado com uma sandália preta de saltos do tipo plataforma. Sua pele era clara e seus cabelos, curtos escuros e encaracolados.

De imediato, seu jeito me chamou atenção, escutei a conversa dela com minha mãe e a olhei com admiração durante a consulta.

Quando disse que ficaria bem quando eu crescesse, só não imaginava que teria que crescer tanto e que teria que passar por tanta coisa. Porém, ela não estava errada, ficaria bem quando de fato crescesse, nem que para isso precisasse sangrar no sentido figurado no consultório da analista e, literalmente, em ambientes controlados.

Quando criança, lia os diários da minha mãe, que ela inutilmente tentava esconder no maleiro de seu guarda-roupa. Sei que, quando muito nova, engravidou de mim, ela acreditava ter decepcionado seu amado pai e desistido do sonho de fazer faculdade de enfermagem. Também soube cedo que, quando estava grávida, seu irmão já tinha uma farmácia e que ela teria resolvido sua questão com um conhecido remédio que meu tio chegou a oferecer, mas que meu pai e ela decidiram constituir uma família. Só fui me dar conta do que é ser mãe aos 19 anos, quando, no estágio no exterior durante o doutorado, morei com uma família canadense e convivi com uma menina dessa idade. Então tive uma constatação óbvia: fomos, minha mãe eu, uma adolescente cuidando de uma criança, sem qualquer suporte.

Na breve conversa com a doutora Cláudia, minha mãe havia de certo modo elaborado sua dor e sua injusta culpa: a minha obesidade se iniciou quando ela, uma menina, não sabia muito o que fazer comigo e me enchia de comida, provavelmente por medo de que algo me faltasse. Sendo bem sincera, eu não me sinto nem um pouco no direito de culpá-la por isso. Ela não fez nada de errado: caçula de uma família de dez filhos, cuja mãe sempre viveu sob o efeito de tratamentos psiquiátricos extremamente precários, ninguém dá o que não teve.

Em famílias com recursos e interessadas em problematizações, questões afetivas são tratadas nos consultórios de psicanalistas e psicólogos. No meu caso, como no da maior parte dos pacientes que passam pela cirurgia bariátrica, essas questões nunca foram elaboradas. Acredito que a cirurgia com os devidos acompanhamentos seja uma oportunidade para as famílias olharem com amorosidade e compaixão para suas condutas. Não é normal comer tanto a ponto de atingir a obesidade. Eu sei que fatores genéticos estão sendo cada vez mais investigados, mas comer em excesso continua sendo o maior de nossos pecados, e precisamos de uma rede de apoio e de profissionais que tenham empatia, como a doutora Cláudia teve pela história da minha mãe. Sem dúvida, ela foi muito especial.

Por curiosidade, como já deu para ver, sofro desse "mal" e, ao escrever esta crônica, fui dar uma olhadinha nas redes sociais da doutora. Ela continua linda e atualmente escreve sobre Winnicott. Uma endocrinologista que entende de psicanálise com foco na infância! De algum modo, com 10 anos, entendia que doutora Cláudia era diferenciada.

Mãe, eu te amo! Tenho certeza de que somos e fomos as melhores que podemos e que poderíamos ser dentro das nossas possibilidades. Obrigada por me ajudar a chegar até aqui!

*

Isabel: — Não gostei disso, não. Eu sou culpada de tudo?

Laurinha: — Não foi isso que eu falei, a senhora não entendeu direito.

Lívia: — Já escutei falar desse Winnicott lá na escola.

Laurinha: — Ele foi psicanalista...

Olívia: — Doido, certeza.

Laurinha: — Deixa eu terminar de falar. Ele foi um psicanalista que se dedicou a investigar o desenvolvimento saudável da infância.

Doutor Luizinho: — Você escutou sobre ele na creche, Lívia, provavelmente porque ele entendeu o brincar como uma forma de comunicação da criança.

Lívia: — Acho que era isso mesmo.

Olívia: — E o que isso tem a ver com a Laurinha?

Doutor Luizinho: — Winnicott também problematizou a relação mãe-filho. Para ele, a mãe deve ser capaz de atender às necessidades básicas da criança e oferecer um ambiente seguro e acolhedor.

Lívia: — E o papel do pai?

Laurinha: — Estamos falando do que Winnicott destacou, e não do que deve acontecer.

Doutor Luizinho: — Essa relação mãe-filho deve estabelecer as bases para o desenvolvimento de uma identidade saudável.

Isabel: — Agora, a Laurinha ficou gorda por minha culpa?

Doutor Luizinho: — Não é isso, tia.

Olívia: — É o que está parecendo.

Roberto: — Aposto que esse Winnicott foi um esquerdopata.

Laurinha: — Mãe, a senhora foi mãe muito jovem, e está tudo bem se confundia comida com amor.

Isabel: — Cada conversa!

Laurinha: — A senhora que contou tudo para a médica.

Isabel: — Essa sua memória!

Doutor Luizinho: — Tia, fazemos certas coisas sem termos plena consciência. Usamos os recursos que temos.

Laurinha: — Melhor deixar quieto, primo.

Lívia: — A cerveja acabou.

Laurinha: — E daí? Fica sem!

Doutor Luizinho: — Meu pai está chamando aqui no WhatsApp a gente para ir lá no Facca Bar.

Lívia: — Demorou!

Olívia: — Vamos e voltamos rápido.

Doutor Luizinho: — Eu vou porque amanhã estou de folga!

Laurinha: — Eu dirijo! Vocês só me deram zero para tomar.

Roberto: — Tô fora!

Isabel: — Já passou da hora de eu ir dormir. Já escutei muita besteira por hoje. Não sei como consegui ficar tanto tempo escutando vocês.

Lívia: — Pelo menos a Laurinha admitiu algumas coisas.

PARA CONCLUIR...

Como bons "inimigos do fim" que somos, resolvemos esticar a noite no Facca, um famoso bar que fica no centro da cidade e que dá todo tipo de gente. E o melhor, aceita meu vale refeição, afinal eu não me levanto da mesa sem pagar a minha parte. Chegando lá, um encontro óbvio. Eu queria voltar para a casa correndo, mas já era tarde. E pensar que aquela nem era uma balada fitinha!

Laurinha: — Nossa, Luizinho! Aposto que você já sabia que o doutor Pedro estava na mesma mesa que seu pai.

Doutor Luizinho: — Eles são colegas de faculdade, o que você quer que eu faça?

Laurinha: — Meu Deus, até o prefeito está lá! Nossa, se essa história vazar, sou demitida. Eu estou no probatório na prefeitura. Sem contar o povo lá da universidade em que comecei a trabalhar, imagina se souberem das loucuras que fiz, MEU DEUS!

Doutor Luizinho: — Sossega, Laurinha! Vai dar tudo certo!

Laurinha: — Eu vou embora daqui agora.

Lívia: — Você vai ficar e vai se comportar.

Olívia: — Não me faça passar mais vergonha. Eu trabalho com o doutor Pedro no hospital.

Laurinha: — Eu estou nervosa. Não quero encontrar ninguém. Vou embora agora.

Doutor Luizinho: — Não, não vai!

Laurinha: — Claro que vou!

Doutor Luizinho: — Você conseguiu contar a história toda. Agora, é continuar o acompanhamento da bariátrica do jeito certo. Aliás, eu estou mandando você continuar essa porra de tratamento.

Laurinha: — Você, mandando em mim? Eu sou sua prima mais velha, me respeita!

Doutor Luizinho: — Eu já sei quem vai mandar, então!

Laurinha: — Não faça isso comigo, por favor! Vamos embora!

Doutor Luizinho: — De jeito nenhum. Vai, anda!

Lívia: — Olha lá, o doutor altivo e vigoroso!

Olívia: — Eu não me conformo.

Laurinha: — Vacas!

Tio Luiz — Filhão... Minhas sobrinhas! Venham! Tem lugar aqui.

Laurinha: — Tudo bom, tio? Tudo bem, doutor Pedro? Senhor prefeito, tudo bem?

Prefeito: — Como vai, professora Laura? Eu tenho acompanhado seu programa. Parabéns!

Laurinha: — Fico feliz, senhor prefeito. Estamos esperando o senhor lá para uma entrevista!

Doutor Pedro: — Você sumiu do consultório, o que aconteceu com a senhora?

Laurinha: — Senhorita, eu continuo senhorita. Agenda cheia. Muitos compromissos Brasil afora, até no exterior. Assessorias para o Ministério da Educação. Muitas viagens a trabalho, mas vou agendar, consulta, sim.

Doutor Pedro: — Achei que você tinha sossegado um pouco, seu tio falou que você está na prefeitura agora, dando aula.

Laurinha: — É... por amor à profissão, mas continuo atuando na paralela em vários projetos. Muitos projetos de impacto, para ser sincera! Mas vou agendar consulta, sim.

Doutor Pedro: — Acho bom.

Laurinha: — Você, por acaso, continua cortando pessoas todos os dias?

Doutor Pedro: — É o meu trabalho.

Laurinha: — Eu sei. Eu bem sei. Você, por acaso, vai me dar uma bronca porque eu sumi?

Doutor Pedro: — Com certeza!

Laurinha: — Uma bronca daquelas?

Doutor Pedro: — Não espere menos do que uma bronca daquelas. Você sumiu.

Laurinha: — Eu me comportei muito mal.

Doutor Pedro: — Sim.

Laurinha: — Você estará com o jaleco do Sírio ou da universidade?

Doutor Pedro: — Não entendi a pergunta.

Laurinha: — Uma coisa é um médico com fantasia de funcionário público.

Doutor Pedro: — E daí?

Laurinha: — Outra coisa é um médico com fantasia de Sírio, é diferente.

Doutor Pedro: — Estou entendendo.

Laurinha: — Porque hoje, com essa camisa da Dudalina, essas mangas dobradas, francamente, você está igual ao meu tio e ao prefeito.

Doutor Pedro: — Você acha?

Laurinha: — Olha isso? Um verdadeiro tiozão. Nem tô nervosa. Não gostei, para falar a verdade.

Doutor Pedro: — É mesmo?

Laurinha: — Prefiro encontrar você no centro cirúrgico quando está com roupa de cortar gente.

Doutor Pedro: — É sério?!

Laurinha: — Sério, mas, definitivamente, isso não vai mais acontecer.

Doutor Pedro: — Acho bom.

Laurinha: — Posso me contentar com o jaleco de Sírio no consultório.

Doutor Pedro: — Entendi seu ponto. Quando você for marcar a consulta, fala para a Gleice deixar um aviso para eu estar com o jaleco do Sírio.

Laurinha: — Combinado.

Lívia: — Doutor, eu tenho que te contar a verdade. Essa história de viagem. Ministério da educação. Tudo mentira. Ela resolveu virar freira depois que o senhor deu um fora nela.

Laurinha: — Cala a boca!

Doutor Pedro: — O quê?

Laurinha: — Desconsidera, ela tem problemas com álcool.

Olívia: — Doutor, o senhor já percebeu que ela é paciente psiquiátrica, né? Completamente pirada! Não sei se é bem no seu consultório que ela tem que ir.

Tio Luiz: — Já passei tudo, já contei tudo.

Laurinha: — Tio, escuta aqui, responde baixo. O senhor contou na frente do prefeito? Tudinho? Eu vou ser demitida.

Tio Luiz: — Fica tranquila, todo mundo que cai na prefeitura, cai pra cima.

Laurinha: — Pelo amor de Deus, tio!

Tio Luiz: — O máximo que pode acontecer é tirarem você da sala de aula por questão de saúde mental. Mas daí arrumam um cargo na secretaria. Fica tranquila! Isso acontece todo dia.

Laurinha: — Ai, meu probatório!

Lívia: — Presta atenção! Olha aqui, vou falar baixo. Falando sério agora, aproveita e investe no prefeito.

Olívia: — Nossa, boa ideia! A vaga de primeira-dama está em aberto.

Laurinha: — Não!

Olívia: — Por quê? Para de ser tonta.

Lívia: — Escuta!

Olívia: — Esquece o doutor Pedro, paciente não tem chance!

Lívia: — Investe logo no prefeito!

Laurinha: — Não adianta, gente.

Olívia: — Não adianta o quê?

Lívia: — Para de graça e puxa logo assunto com o prefeito. Vai, a gente te ajuda.

Olívia: — Aproveita que você tem um monte de vestidinho de crente, vai dar super certo na função de primeira-dama!

Laurinha: — Não adianta, gente... Vou falar baixo...

Lívia: — Fala logo.

Laurinha: — Ele não é o meu malvado favorito!

Olívia: — Você é louca!

Laurinha: — Coitado!

Lívia: — Coitado por quê?

Laurinha: — Não corta ninguém.

Olívia: — Começou com essa história de corte de novo.

Lívia: — Lá vamos nós!

Laurinha: — Não corta gente, não tem tempo de operar. Nem pessoal, só funcionário público com estabilidade trabalha para ele.

Doutor Luizinho: — Tipo você, que só está conseguindo sarar com essa tal de estabilidade que você está criticando...

Laurinha: — Comunista! Sinto falta de grandes projetos... Grandes metas... Empreender...

Lívia: — Grandes metas?

Laurinha: — Metas, sim!

Olívia: — A gente sabe o tipo de metas... de grandes metas que você está precisando.

Laurinha: — Duas engraçadinhas.

Doutor Luizinho: — Erradas elas não estão!

Laurinha: — Ah, gente!

Lívia: — Não precisa chorar.

Olívia: — Nossa, que vergonha!

Prefeito: — O que está acontecendo, professora?

Laurinha: — Nada, senhor prefeito... Nada, esse é o problema... Nada acontece comigo...

Doutor Pedro: — Você está passando mal?

Laurinha: — É *dumping*, doutor.

Doutor Pedro: — É só ficar quietinha que a gente resolve.

Laurinha: — Quietinha?

Doutor Pedro: — Isso, quietinha.

Laurinha: — Então não vai passar.

Doutor Pedro: — Como assim?

Laurinha: — Eu não consigo ficar quietinha.

Por enquanto, meu probatório continua correndo nos conformes lá na prefeitura. Meu primo, o doutor Luizinho, disse que preciso fazer os acompanhamentos da bariátrica, continuar com os acompanhamentos psiquiátricos e ficar calma. Disse que vai acompanhar todo o processo e verificar os exames que estão sendo solicitados. Ele vai assistir para que eu não crie situações desnecessárias. Não sei de onde ele tirou essa história de situações desnecessárias.

Para falar a verdade, ainda estou enrolando para voltar no doutor Pedro. Prefiro começar pela nutricionista, doutora Júlia, é a mais equilibrada dessa história, vai me dizer a coisa certa, e eu tenho muita confiança nela. Eu até pareço normalzinha perto dela. Fico calma quando ela conversa comigo. Nem sei como vou mostrar este livro para ela.

Vergonha do doutor Pedro, eu continuo tendo, mas acho que não preciso ter, afinal ele corta gente. Só gente doida para cortar outra pessoa. Está aí uma coisa que eu nunca faria. E só sei que um doido reconhece o outro. Será que vou ficar nervosa na próxima consulta com ele? Já sei o que vou fazer antes da consulta... não, não funcionou da outra vez... acho que vou à missa mesmo, dessa vez!

Já até sei como vai acontecer a consulta... Eu vou chegar à sala dele vestida de Laurinha... escolherei um vestido bonito, porque a Laurinha gosta de vestidos. Ele estará na copinha tomando café, em seguida vai entrar, e eu vou me levantar para um firme aperto de mão. Vou dizer: *Finalmente, consegui contar a história.* Ele vai dar uma risada contida, ficará mais vermelho do que eu dessa vez, e eu vou perguntar: *Você vai me processar?*. Ele não responderá nada, porque a pergunta não fará sentido algum... Mas, eu antecipadamente vou dizer: *STF está aí para anular o caso, se for preciso.* Não posso mesmo esquecer de pedir para a Gleice que ele esteja usando o jaleco do Sírio.

    Tive uma ideia, também vou à psicóloga da equipe multidisciplinar antes de ir à consulta com o doutor Pedro. Ela vai entender tudo, tenho certeza! Ela, assim como a nutricionista, vai me dizer a coisa certa. O bom humor dela vai resolver tudo. Afinal, como diz o doutor Gilberto, com bom humor até mesmo a verdade pode ser contada!

UMA CONVERSA FINAL SOBRE LAURINHA...

    À medida que a história de Laurinha ia surgindo a partir das crônicas que compõem este livro, meus alunos adolescentes eram consultados com as devidas ressalvas sobre os rumos da vida da nossa protagonista. Nossos inícios de aula do período noturno foram marcados pelos devaneios de Laurinha. Imediatamente, notei que, graças a Deus, a inteligência emocional da nova geração estava mais em dia que a minha. E a autoestima das minhas alunas, muito mais desenvolvida que a de Laurinha. Em uma dessas ocasiões, negociamos o desfecho da história da nossa protagonista[4]!

Professora Vanessa: — Precisamos refletir sobre o final da história! Não quero que vocês criem expectativas românticas sobre os rumos da vida da Laurinha. Vocês precisam manter em mente que nunca foi uma história sobre o médico por quem ela supostamente se apaixonou, mas um exercício de autoconhecimento, ocasionado por uma cirurgia bariátrica que acelerou seus processos. A Laurinha não vai terminar essa história apaixonada!

Maiara: — Alguém aqui está com alguma expectativa romântica? Só se for a senhora...

Professora Vanessa: — Claro que não!

Mateus: — Professora, fala a verdade, faz tempo que quero perguntar isso, desde quando a senhora começou com essa história de crônicas. A Laurinha é a senhora?

Professora Vanessa: — IMAGINA! Onde já se viu?

Mateus: — Calma, professora, não precisava se ofender! É que, como a senhora também fez bariátrica, é professora, tem um programa de TV no canal da Secretaria Municipal de Educação, trabalha na universidade internacional, eu achei que talvez, né?

Leonardo: — Larga a mão de ser tonto, respeita a prô... Ela tem idade para ser nossa mãe... E você acha que ela usa *shorts*? Que é uma sem noção? Baladeira? Que fala palavrão? Que investiga a vida das pessoas? Que gasta horrores com vestidos?

---

[4] Situação e diálogos fictícios como "tudo" neste livro!

Mateus: — Mas ela usa All Star.

Professora Vanessa: — Essa história foi levemente... apenas levemente inspirada em uma amiga que fez bariátrica, professora da rede também...

Mateus: — Ela ficou bem louca! Se ela é sua amiga, a senhora poderia ter dado uns toques para ela.

Professora Vanessa: — Eu fui acompanhando apenas, não quis me meter, deixei ela viver o processo no tempo dela.

Maiara: — Gente, é impossível ser real essa história! A Laurinha estaria presa ou internada!

Professora Vanessa: — Como disse, levemente inspirada. Algumas poucas coisas aconteceram, outras foram criadas. Em todo caso, qualquer semelhança com a realidade é mera coincidência!

Mateus: — É, professora, a senhora precisa tomar cuidado para não gastar seu réu primário.

Professora Vanessa: — E outra, palavrão eu não li para vocês, não. Fui censurando algumas partes e nem todas as crônicas foram lidas aqui.

Mateus: — E o doutor Pedro, ele existe?

Professora Vanessa: — É... É...

Joãozinho: —Só sei que, depois dessa história, estou estudando para o vestibular de medicina!

Professora Vanessa: — Por que você está inspirado nele, Joãozinho? O que ele tem de tão especial?

Joãozinho: — Ele é o cara! Só fez o trabalho dele, não precisou fazer nada demais, e a Laurinha surtou por causa dele! Maior cara legal...

Professora Vanessa: — Eu já falei para vocês e vou repetir! Nunca foi sobre o doutor Pedro. A história é da Laurinha.

Mateus: — É professora, mas ele tinha razão desde o início! A cirurgia bariátrica não foi a solução para todos os problemas dela.

Professora Vanessa: — Mas acelerou processos de transformações necessárias. Bom, vamos pensar no final da história. O que vai acontecer com a Laurinha?

Raquel: — Eu acho que ela vai assumir que é lésbica. Só pode, ela praticamente não ficou com ninguém nos rolês que ela andou fazendo.

Professora Vanessa: — Coitada, ela até tentou ser lésbica, certamente a vida dela estaria muito melhor se fosse! Não deu certo!

Joãozinho: — O quê? A senhora censurou a melhor parte?

Professora Vanessa: — Não interessa essa parte! Vamos gente, preciso "matar" a Laurinha! Ideias, o que aconteceu com ela?

Raquel: — Coitada, a Laurinha não merece morrer!

Leonardo: — Eu acho que deve ter morte no final, sim... Acho que ela deve matar de uma vez por todas...

Professora Vanessa: — Fala mais, matar... Matar quem? O mé...

Raquel: — O médico!

Professora Vanessa: — Gostei, fala mais, como seria esse medicídio? No sentido figurado ou literal?

Leonardo: — LITERAL!

Joãozinho: — Figurado, dona Vanessa! É só a Laurinha não espalhar e não ficar pensando em casamento!

Professora Vanessa: — Ela não vai matar ninguém... Só sei que ela já entendeu que o médico foi um instrumento para que encontrasse sua cura. Um sujeito competente e intuitivo que segue sua vocação... foi isso que ela viu o tempo todo nele... Vocação...

Maiara: — Professora, o que é isso? Vocação? Coisa de padre?

Professora Vanessa: — Não... definitivamente, nesse caso não estou falando de padre... é um dom! Um dom que eu considero que vem de uma inteligência superior à nossa! Um dom de Deus, uma coisa que vem de dentro! Uma força estranha que faz com que encontremos nosso foco! Uma luz que todos deveriam ter a oportunidade de encontrar! É uma coisa que, quando disciplinada, nos proporciona prosperidade...

Raquel: — Professora, mas como ela viu tudo isso?

Professora Vanessa: — Ela é escritora, às vezes a gente bate o olho e vê a história toda...

Joãozinho: — Esse cara é muito bom, fala sério, professora...

Professora Vanessa: — Tem muita gente boa por aí, não se anima tanto Joãozinho... quis a vida que as coisas fossem assim. A doida que supervalorizou...

Mateus: — Mas, professora, como descobrimos essa vocação?

Professora Vanessa: — Tendo oportunidades na vida que nos ajudem a entender o que se gosta de fazer, sabe aquela música do Rappa que trouxe para vocês outro dia: "É só regar os lírios do gueto que o Beethoven Negro vem pra se mostrar", lembra?

Mateus: — "Mas o leite suado é tão ingrato que as gangues vão ganhando cada dia mais espaço".

Professora Vanessa: — Exatamente. As pessoas precisam de oportunidades e reconhecimento. Precisam viver experiências que façam com que elas entendam o que faz com que elas entrem em estado de *flow*.

Maiara: — O que é esse estado de *flow*?

Professora Vanessa: — É quando perdemos a noção do tempo e do espaço e nos focamos em uma determinada atividade.

Raquel: — Professora, quando a senhora fica assim, desse jeito, nesse estado aí de *flow*?

Professora Vanessa: — Quando eu estou escrevendo algo que faça sentido e que seja criativo, não penso nem em comida.

Maiara: — Sério?

Professora Vanessa: — Estranho, né?

Mateus: — Mas não adianta entender esse tal de estado de *flow* e não fazer nada.

Professora Vanessa: — Exatamente! Precisa de atitude para aproveitar as oportunidades que a vida apresenta e de muito autoconhecimento para desenvolver o domínio de si.

Maiara: — Domínio de si?

Professora Vanessa: — Disciplina para chegar lá.

Raquel: — Por que a senhora começou a ficar com a voz embargada?

Professora Vanessa: — Ninguém deveria precisar sangrar para saber quem é, afinal. As pessoas passam por muita coisa até descobrirem que a força vem de dentro delas.

Raquel: — Mas essa não é uma história engraçada?

Professora Vanessa: — Eu quero que seja algo tragicômico como a vida, por isso a importância da ajuda de vocês ao longo de todo esse tempo. Foram vocês que mantiveram Laurinha na realidade.

Mateus: — Tudo bem, mas que ela é louca, ela é. Muito louca!

Maiara: — Uma mimada que sempre teve tudo e que precisou se apaixonar por um cara para entender isso! Uma privilegiada... cheia de mimimi... uma vergonha para as feministas!

Professora Vanessa: — Vamos ver se no final ela continuará sendo uma vergonha para as feministas. Vamos ver!

José: — Na boa, professora...

Professora Vanessa: — Na boa, o quê? Você estava no celular o tempo todo. E agora, José?

José: — Na boa! NUNCA ANTES NA HISTÓRIA DESSE PAÍS, ALGUÉM DEU UM ROLÊ TÃO GRANDE PARA EXPLICAR UM FORA!

Professora Vanessa: — Fora é uma OVA! Eu lá sou mulher de não bater meta? Lembrem-se de uma coisa na vida de vocês, SONHAR GRANDE E SONHAR PEQUENO DÁ O MESMO TRABALHO. Laurinha escreveu um livro, pensem sobre isso. E, tem mais, a Laura Pausini tomou um fora e ganhou o principal festival de música italiana.

Mateus: — Professora... Calúnia, difamação, réu primário... Cuidado com a loucura da Laurinha!

Professora Vanessa: — Louca é o ESCAMBAU! Respeita a Laurinha! E tem mais, se reclamarem desse livro, faço a Laurinha engordar tudo de novo, organizo o MOVIMENTO das BARIÁTRICAS GORDAS do BRASIL, coloco a CULPA nos cirurgiões pelo REGANHO de peso! Lacro na mídia! Lacro no Ricardo Feltrin! Lacro no Léo Dias! E o melhor de tudo, faço a Laurinha operar com DOCTOR NOW!

Joãozinho: — Calma, dona Vanessa. Vai ter um treco. Não precisa ficar assim!

Professora Vanessa: — Só preciso manter o bom humor, só preciso de bom humor.

Maiara: — É, professora, mas tem que tomar cuidado com o cancelamento!

Professora Vanessa: — CANCELAMENTO!? Depois de tudo isso, você acha que estou preocupada com cancelamento? Está vendo esse cartão de crédito, CANCELADO... emprestei para a doida da Laurinha, e ela estourou o limite comprando muitos vestidos de um projeto aí da periferia da cidade coordenado pela irmã de um fitinha aí... Muitos vestidos! Vestidos até de alta costura que ela nunca usou... Tem mais... olha isso daqui no Face, vou mostrar na lousa, como liga essa lousa digital? Consegui! Estão vendo? O povo lá da universidade organizou esse evento aqui... não me chamaram nem para participar de um seminário dentro de outro seminário! Resumo, CANCELADA. Olha essa outra foto aqui, líderes do Grupo Mulheres do Brasil de Campinas. Cadê a minha pessoa? CANCELADA! Parece que até a dona Luiza descobriu que a doida da Laurinha tentou usar o grupo dela para conquistar o doutor fitinha.

Joãozinho: — Dona Vanessa! Falando sobre o doutor fitinha, tem uma coisa...

Professora Vanessa: — Fala Joãozinho...

Joãozinho: — Eu não li esse livro inteiro, não... Li só as partes que falavam do cara! Eu respeito esse cara!

Professora Vanessa: — É mesmo? E daí?

Joãozinho: — Eu fiquei com uma dúvida.

Professora Vanessa: — Não presta atenção no que lê! MOLEQUE DISTRAÍDO...

Joãozinho: — É que teve um dia que a senhora falou que o doutor Pedro era filho da doutora Regina...

Professora Vanessa: — E daí?

Joãozinho: — Ela tem doutorado?

Mateus: — É, professora, ela tem doutorado? Não é a senhora que vive dizendo que doutor é quem tem doutorado?

Joãozinho: — Fala a verdade, professora! É porque o filho dela é um TESÃO.

Professora Vanessa: — DIRETORIA, agora! Aproveita e avisa a dona Marinês que vou abonar amanhã!

Maiara: — Pega atestado, prô! Certeza de que a senhora consegue uns 15 dias nesse estado, pelo menos!

Professora Vanessa: — E correr o risco de perder meu bônus? Nem morta...

José: — Prô, tem um médico aí, amigo do pai... tem uns contatos fortes na prefeitura... lembrei até do doutor Pedro da sua história...

Professora Vanessa: – É?

José: – Ele pode te ajudar com essa história de atestado...

Professora Vanessa: — Será que ele consegue?

José: — Vou te mostrar uma foto dele lá na chácara, tomando uma de boa lá com o meu pai... achei, prô! Aqui, olha...

Professora Vanessa: — Deixa eu ver... Eu conheço, mora lá perto de casa, esbarro com esse daí na academia de vez em quando...

Leonardo – A prô até que está ganhando bem! Frequentando mesma academia que médico.

Professora Vanessa: – PREFIRO PERDER MEU BÔNUS a dever favor para esse outro fitinha aí!

Raquel: — Nossa, professora, o que esse outro médico fez com a senhora?

Professora Vanessa: — Nadaaa! Nadaaa, esse é o problema! Um inadequado... um sujeitinho antiético que não olha para paciente... FITINHA!

José: — É um "véio" fitinha rico, prô!

Professora Vanessa: — Problema dele! Quem precisa de "véio" fitinha rico? EU SOU PROFESSORA CONCURSADA e trabalho em uma universidade INTERNACIONAL. E, outra, quem gosta de "véio" fitinha é a Laurinha, aquela CHATA!

Raquel: — Vamos discutir o final da Laurinha e do doutor Pedro. Se precisar, espalhamos *fake news*, dizemos que os dois estão juntos.

Mateus: — Só vocês ainda não perceberam que são todos *alter ego* criados pela professora! Está claro que a história é sobre como ela, a nossa professora, precisou fazer uma bariátrica para descobrir que a vocação dela é escrever misturando realidade e ficção, criando personagens, projetando cenários e fazendo conexões!

José: — O que é *alter ego*?

Mateus: — Procura aí no ChatGPT, José. Se a prô tentar explicar vai ficar confuso.

Professora Vanessa: — Prepotente... Aposto que vai ser acadêmico!

José: — Vou ler... Na literatura, o *alter ego* é um personagem que representa uma versão alternativa do autor. É comum encontrar autores que criam personagens que compartilham características ou experiências semelhantes às suas. O *alter ego* é uma representação alternativa da identidade de uma pessoa, uma parte oculta da personalidade ou uma persona adotada no mundo do entretenimento.

Mateus: — Estou falando que a Laurinha é a professora!

Professora Vanessa: — Tudo ficção. Não me comprometam. Ninguém existe, que fique claro. Algumas coisas foram inspiradas em uma amiga aí doida da cabeça!

Maiara: — Esse livro daria um filme!

Professora Vanessa: — Joga para o universo, mas dá uma segurada nessa ideia... tem um povo aí que insiste em dizer que o segredo do sucesso é o segredo... Quando tivermos um MVP...

Raquel: — O quê?

Professora Vanessa: — *Minimum Viable Product*, sigla em inglês para produto mínimo viável! Que será esse livro...

Maiara: — O que é isso?

José: — Vou ler aqui no ChatGPT de novo. Se a prô tentar explicar, vocês já sabem, ninguém vai entender.

Professora Vanessa: — Bando de viciado em celular.

José: — *Minimum Viable Product* (MVP) é uma versão simplificada de um produto lançado no mercado com o objetivo de validar hipóteses, obter *feedback* dos usuários e aprender com essa interação inicial.

Professora Vanessa: — Vamos ver o que as pessoas acham.

Leonardo: — Esse livro será um sucesso, se tiver processo, perseguição e morte ao final. Tragédia vende! Violência atrai! Mata logo o médico, prô!

Professora Vanessa: — O sucesso começa na satisfação pessoal que temos com algo que produzimos! O sucesso começa no prazer proporcionado pelo trabalho! Prefiro manter a minha verdade tragicômica a criar uma narrativa violenta e mentirosa! Não preciso lacrar a qualquer custo!

Raquel: — É, professora, a palavra tem poder. Precisamos escolher o que contar!

Professora Vanessa: — Exatamente! Antes da realidade se desenrolar, antes da violência ser praticada, alguém precisou projetá-la em pensamento. Imaginar, criar e desenvolver algo terrível.

José: — Laurinha fez tudo isso para dar golpe em um "véio" rico!

Professora Vanessa: — Golpe é uma OVA! Se sugerirem essa história de golpe, a Laurinha vai fazer uma amarração para esse doutorzinho aí... amarra um homem, sabe o que acontece? Ele fica pobre... aí quero só ver um médico correndo atrás de uma PROFESSORA CONCURSADA por dinheiro! Essa história seria boa...

Raquel: — Professora, só mais uma coisa... Esse livro ainda não foi publicado... se sonhar grande dá o mesmo trabalho que sonhar pequeno, o doutor Pedro não precisa ser baixinho... Ele pode ser um tipão...

Professora Vanessa: — Não, gente...

Raquel: — Ah, professora...

Professora Vanessa: — A Laurinha gostou do que viu... vai entender essa doida... é um baixinho, mas é um baixinho FÁLICO.

Maiara: — O que é fálico?

Leonardo: — Um "véio" baixinho que falha!

Professora Vanessa: — Não, não é bem isso... Freud, psicanálise... deixa quieto....

Raquel: — Explica, prô...

José: — Peraí que vou ver no Google "baixinho fálico". Apareceu, homem de estatura baixa detentor de um falo poderoso... Google imagens... Falo... Olha aqui gente...

Professora Vanessa: — SAI DESSE CELULAR! Eu sei que você roteou ilegalmente a internet da escola... Posso ser demitida... EXONERADA... Deus, pátria, família... Vão baixar aqui...

Raquel: — Professora, como ela ficou sabendo disso?

Professora Vanessa: — Uma psiquiatra que a Laurinha foi, andou contando umas coisas para ela... deixa quieto...

Mateus: — Professora, a senhora está me dizendo que uma psiquiatra deu detalhes da vida íntima do médico para uma paciente psiquiátrica que perseguia esse médico?

Professora Vanessa: — Você quer saber o pior de tudo?

Mateus: — O quê?

Professora Vanessa: — Essa história não é *fake news*!

Leonardo: — Essa Laurinha é uma manipuladora! Uma PSICOPATA!

Professora Vanessa: — Até pensei em psicopatia..., mas isso na verdade se chama empatia... "o melhor de mim e o melhor outro". Ela aprendeu algumas coisas no Grupo Mulheres do Brasil, aí pegou coisas dos grupos acadêmicos, relacionou com as coisas do mundo corporativo... Só fez confusão... Uma desastrada...

Mateus: — É, mas o doutor Pedro ela não manipulou!

Professora Vanessa: — Um baixinho sem noção que não olha para paciente!

Mateus: — Ele não fez o jogo dela!

Professora Vanessa: — Esse é o papel do médico... do professor... ser o adulto da história...

José: — Um baixinho fálico... é, professora, sonhar grande dá o mesmo trabalho que sonhar pequeno!

Professora Vanessa: — É... é... é...

Maiara: — Não precisa chorar, prô... vai ficar tudo bem!

Professora Vanessa: — É que estou EXAUSTA... Eu não aguento mais. Eu só escrevo... escrevo... Só trabalho...

Maiara: — Calma, prô!

Professora Vanessa: — Quem mandou você voltar pra sala de novo, Joãozinho?

Joãozinho: — A dona Marinês, para variar, estava fumando escondida lá na esquina da escola e me mandou voltar para cá quando me viu tentando ir embora.

Professora Vanessa: — Entra logo... Eu tô passando muito mal, pessoal... Credo!

Raquel: — Gente, liga na emergência do convênio da prô!

Professora Vanessa: — Tá CANCELADO também... liga pro meu primo doutor Luizinho! Vou passar o contato.

Mateus: — Mas esse não é o primo da Laurinha?

José: — Peraí... Já estou aqui com o celular, passa o número... Professora, consegui falar com seu primo, ele falou que está lá no Facca, engraçado, mesmo bar da sua história. Disse que está com uns amigos médicos do pai dele, tomando *chopps*... Falou para a senhora ir lá, que não precisa nem levar seu Verocard, parece que um médico lá vai pagar a conta inteira! Não entendi direito... Ele, o médico, que vai pagar a conta, mandou dizer que é só a prô contar essa história para uns amigos dele. Como ele conhece essa história, se o livro ainda não foi publicado? Achei estranho...

Maiara: — Professora, a senhora já está de All Star, quer meu *shorts* emprestado?

Professora Vanessa: — Que dia é hoje?

Raquel: — Dia 03.

Professora Vanessa: — Acabou de cair no saldo no meu vale! Empresta essa porcaria de *shorts* que a Laurinha vai pagar a conta inteira! Vai dar uma lição nesses "veios" da MED!

Leonardo: — STF, prô... Se precisar vamos até o STF e fica tudo certo... MATA esse "véio" de uma vez por todas!

Joãozinho: — Professora...

Professora Vanessa: — O que foi?

Joãozinho: — Essa Laurinha é muito mimada! Já tem muita Laurinha por aí... Toma uma água, deixa o *shorts* para outro dia... Vai assim, calça jeans, camisa, despojada, direto do trabalho, vestida de professorinha.

Professora Vanessa: — A Laurinha vai do jeito que ela quiser... Respeita a Laurinha!

José: — O "veio" tá falando direto aqui comigo no Whats do seu primo, até que parece ser gente boa, mandou dizer que a senhora não precisa chegar no bar gritando... completou aqui dizendo que vai ter tempo pra gritar em outros ambientes... Como esse "véio" sabe que a prô fala gritando? O que ele quis dizer com gritar em outros ambientes?

Mateus: — Hospício, prisão, cadeia... Só pode!

José: — Eu não entendi... Eu estou achando que esse "véio" conhece a prô...

Professora Vanessa: — ME RESPEITEM!!!

Joãozinho: — E deixa o "véio" pagar a conta...

Professora Vanessa: — Jamais... EU SOU HONESTA, TRABALHADORA e NÃO LEVANTO DA MESA SEM PAGAR A MINHA PARTE! Atuo no PÚBLICO e no PRIVADO! VOCÊ SABE COM QUEM VOCÊ ESTÁ FALANDO, Joãozinho? DOUTORA VANESSA CRECCI, seu MOLEQUE ENCAPETADO!

Joãozinho: — Calma, prô... não sei o porquê da senhora ficar tão irritada comigo...

Mateus: – Prô, como chama o médico que operou a senhora?

Professora Vanessa: — Não interessa, não posso falar, a Márcia fica falando que serei processada.

Raquel: — Quem é Márcia?

Professora Vanessa: — Minha psicanalista intrometida.

Maiara: — A Joana?

Professora Vanessa: — Não confunda realidade com ficção.

Mateus: — Prô, uma dúvida, já terminou seu período de estágio probatório?

Professora Vanessa: — Não precisa lembrar... Ainda não...

José: — Qualquer coisa, tem aquele "véio" com contatos fortes na prefeitura...

Professora Vanessa: — Quem disse que eu preciso de costa quente na prefeitura? SE EU QUISER, EU VIRO PREFEITA no final dessa história!

Mateus: — Isso daí já é episódio de mania do transtorno bipolar de humor!

Professora Vanessa: — Você tem razão! Melhor guardar para o próximo livro essa história de prefeita!

Por fim, não definimos o futuro de Laurinha de uma vez por todas. Felizmente, quer dizer, aparentemente, ninguém gravou aquela aula. Só sei de uma coisa, Laurinha fez muita besteira por aí, mas jamais vai se arrepender de contar para as mulheres que elas podem pensar fora da caixa... inovar... criar... empreender... analisar as circunstâncias... mudar no meio caminho... desculpar-se quando erradas... fazer conexões... sonhar grande... entender quais são suas competências e habilidades... apoiar e serem apoiadas... rever seus gastos e guardar algum dinheiro... aprender a controlar apenas o necessário... encontrar o autoconhecimento... valorizar suas lágrimas e, ainda, mais suas risadas... compreender o processo e, quem sabe, encontrar alguma cura nisso tudo... Aprender que, afinal, se tem algo que salva, é o amor.... O amor próprio!

POSFÁCIO DE UM EMPREENDIMENTO FRACASSADO! SERÁ MESMO?

O quanto pode uma professora apaixonada? Entre outras coisas, a autora deste texto diz que esta é a história de um projeto de empreendimento fracassado. Por ocasião de uma cirurgia bariátrica, a protagonista se apaixona e implementa várias iniciativas – como produzir um documentário sobre empreendimento feminino e alterar o currículo de 200 mil alunos do grupo educacional do qual trabalhava. Quando não havia ainda muita discussão sobre o assunto, Laurinha inovou, introduzindo o empreendedorismo no currículo de seus alunos.

Ao tentar conquistar o médico que a operou, o fato é que a protagonista dessa história realiza uma série de ações que a fez revisar suas posições e ações diante de um mundo volátil e diverso. Abre seu próprio CNPJ e passa a bater todas as metas no corporativo em que trabalhava. Nesse sentido, podemo-nos perguntar se tal empreendimento foi mesmo fracassado, uma vez que rendeu diversas aprendizagens. Ao ler o livro, notamos que a protagonista aprendeu a estabelecer conexões, mobilizar redes de apoio, perder receios, envolver-se em causas sociais e modificar uma série de conceitos e, podemos dizer, até mesmo certos "preconceitos".

Dentre eles, destaca-se o "empreendedorismo feminino", que remete às iniciativas empreendedoras lideradas por mulheres que iniciam e mantêm suas próprias empresas ou projetos. Esse grupo de pessoas tem crescido em importância devido ao aumento do conhecimento sobre o papel das mulheres na economia e às várias perspectivas e métodos que elas podem oferecer ao mundo dos negócios.

Esse fenômeno se manifesta em várias áreas, como empresas de tecnologia, moda, saúde e serviços, mostrando a versatilidade e a inovação que as mulheres trazem para o mercado. O empreendedorismo feminino não é apenas a criação de empresas; as mulheres empreendedoras também buscam autonomia econômica, empoderamento e mudanças sociais. Nesta história, essas iniciativas estão óbvias. A protagonista valoriza seu trabalho como empoderamento de suas ações. Independência é um valor importante para ela.

A criação de redes de apoio, como cooperativas e grupos de mentoria, é um método eficaz para fomentar o desenvolvimento de novas empreendedoras e fortalecer a presença das mulheres no mercado. A importância do Grupo Mulheres do Brasil na formação da protagonista retrata a relevância de contar com redes de apoios. A educação e o acesso à informação são essenciais para inspirar e capacitar mulheres empreendedoras. Por meio de cursos, *workshops* e eventos de *networking*, muitas mulheres têm aprendido as habilidades necessárias para ter sucesso no negócio. Como resultado, o empreendedorismo feminino impulsiona a economia e a igualdade de gênero, tornando-se um motor de transformação social em várias áreas.

Pode o empreendedorismo salvar? No caso da nossa protagonista, o empreendedorismo a salvou em diversas ocasiões. No encontro com mulheres empreendedoras e inspiradoras a postura de Laurinha foi se modificando. Com Vera Cleto, tenista e empreendedora na área educacional, aprendeu sobre foco, inteligência emocional, autoconhecimento, equilíbrio entre intuição e instinto, desenvoltura para encontrar recursos e desenvolver projetos e resiliência. Já com Dona Beatriz, uma gestora educacional do interior de São Paulo, nossa protagonista diz que aprendeu a ser empreendedora na prática, vendo-a liderando seu negócio com firmeza e sendo a primeira e a última a sair da escola, na qual ambas trabalhavam.

Importante dizer que, ao observar a história de sua própria família, Laurinha aprendeu sobre práticas empreendedoras e, sobretudo, aprendeu com os erros de seus antepassados, para que possa inovar nas práticas empreendedoras que mobiliza. Sem dúvida, esta é a história de um projeto empreendedor que mobilizou diversas aprendizagens e ressignificações. Por fim, pode-se dizer que a sua súbita paixão se tornou secundária mediante a constituição de uma postura empreendedora.

Deerfield Beach, 10 de setembro de 2024

Giulianna Carbonari Meneghello
Presidente da MUST University